普外科常见疾病治疗思维

杨朋来　等主编

上海科学普及出版社

图书在版编目（CIP）数据

普外科常见疾病治疗思维 / 杨朋来等主编．-- 上海 ：
上海科学普及出版社， 2024.6
ISBN 978-7-5427-8721-7

Ⅰ．①普… Ⅱ．①杨… Ⅲ．①外科－常见病－诊疗
Ⅳ．① R6

中国国家版本馆 CIP 数据核字（2024）第 092419 号

责任编辑 忻 玮

普外科常见疾病治疗思维
杨朋来 等主编
上海科学普及出版社出版发行
（上海中山北路 832 号 邮政编码 200070）
http://www.pspsh.com

各地新华书店经销 三河市铭诚印务有限公司印刷
开本 787×1092 1/16 印张 14.75 字数 260 000
2024 年 6 月第 1 版 2024 年 6 月第 1 次印刷

ISBN 978-7-5427-8721-7 定价：98.00 元

《普外科常见疾病治疗思维》

编委会

主　编：杨朋来　枣庄市中医医院
　　　　韩建峰　枣庄市峄城区中医院
　　　　高　艳　枣庄市市中区税郭镇中心卫生院
　　　　陈书宽　滕州市第一人民医院
　　　　张笃琛　枣庄市薛城区陶庄镇中心卫生院
　　　　薛崇飞　青岛市黄岛区中医医院
副主编：褚衍胜　枣庄市峄城区人民医院
　　　　马玉廷　枣庄市中马玉廷中医诊所
　　　　孔德文　滕州市第一人民医院
　　　　苏　伟　枣庄市市中区永安镇中心卫生院
　　　　王智铭　枣庄市峄城区阴平镇中心卫生院
　　　　张启勋　枣庄市立医院

前　言

在医学领域中，普外科作为外科系统的重要分支，承载着众多常见病、多发病的诊治重任。随着医学技术的飞速发展，普外科疾病的诊疗手段日益丰富，治疗理念不断更新，这对普外科医师的临床思维与技能提出了更高的要求。为了跟进普外科临床技术的发展，我们精心编撰了《普外科常见疾病治疗思维》一书，旨在为普外科临床工作者提供一本集科学性、先进性、操作性于一体的参考书。

本书内容广泛而深入，涵盖了乳腺疾病、甲状腺疾病、胃十二直肠疾病、周围血管外科疾病、胰腺疾病以及脾疾病等多个普外科常见疾病领域。我们不仅对每种疾病的病因、病理、临床表现进行了详尽的阐述，更结合最新的研究成果和丰富的临床工作经验，深入探讨了这些疾病的诊断思路、治疗策略及术后管理。通过清晰的诊疗路径和生动的案例分析，我们力求帮助读者全面掌握普外科常见疾病的诊治技术，提升临床决策能力。

在编写过程中，我们始终秉持科学严谨的态度，确保书中内容的准确性和权威性。同时，我们也注重内容的时效性和创新性，积极吸纳国内外最新的诊疗技术和研究成果，使读者能够紧跟医学发展的步伐，不断拓宽视野，提升自我。

此外，在普外科疾病的诊治过程中，正确的治疗思维至关重要。因此，在介绍具体疾病的同时，我们也深入剖析了治疗思维的形成过程，引导读者学会如何根据患者的具体情况，综合运用各种诊断手段和治疗技术，制定出最为合理、有效的治疗方案。

本书不仅适合各级普外科医师作为日常工作的参考书，也适合临床研究生、进修生及其他相关专业医师阅读学习。我们相信，通过本书的阅读，读者不仅能够获得丰富的专业知识和技能，更能够在临床实践中形成科学的治疗思维，为患者提供更加优质、高效的医疗服务。

目 录

第一章　甲状腺和甲状旁腺疾病

第一节　单纯性甲状腺肿

一、病因与病理

单纯性甲状腺肿的主要病因是缺碘，常见于碘缺乏地区，如离海较远的高原山区，又称地方性甲状腺肿。

肌体从食物和饮水中吸收的碘少，血中甲状腺素浓度低，腺垂体促甲状腺激素分泌增加，使甲状腺代偿性增生。初期呈弥漫性增大，称弥漫性甲状腺肿，病变逐渐发展形成许多结节，即结节性甲状腺肿，在此基础上可继发甲状腺功能亢进或癌变。另外，甲状腺素需要量增加，如青春期、妊娠期、哺乳期和绝经期也可发生甲状腺肿；某些药物（磺胺、硫类药）、食物（萝卜、白菜）以及先天性因素，也可造成甲状腺素合成或分泌障碍，从而引起甲状腺肿。

二、诊断

（一）临床表现

1.多发于女性，一般无症状。

2.甲状腺肿大小不等，形状不同：弥漫性肿大仍显示正常甲状腺形状，两侧常对称；结节性肿大一侧较显著；囊肿样变结节若并发囊内出血，结节可在短期内增大；少数患者可因甲状腺肿压迫气管、食管、血管而引起相应症状，压迫喉返神经出现声嘶。

（二）辅助检查

1.血清T_3、T_4　正常范围。

2.颈胸部X线片　了解气管受压情况，协助诊断胸骨后甲状腺肿。

（三）鉴别诊断

甲状腺舌管囊肿，胸骨后甲状腺肿有时不易与纵隔肿瘤鉴别。

三、治疗

1.青春期、妊娠期生理性甲状腺肿，无需治疗，多吃含碘丰富的食物，如海带、紫菜等。

2.单纯性甲状腺肿压迫气管、食管、血管或神经引起临床症状时，应行甲状腺大部切除。

3.巨大的单纯性甲状腺肿虽无压迫症状，但影响生活和劳动时，也应手术治疗。

4.结节性甲状腺肿继发甲状腺功能亢进或怀疑有恶变时，应早期施行手术治疗。

第二节　甲状腺功能亢进

一、分类

甲状腺功能亢进（简称甲亢）可分为原发性甲亢、继发性甲亢和高功能腺瘤三类。

1.原发性甲亢　最常见，指在甲状腺肿大的同时出现功能亢进症状，多发于近海地区，患者年龄多在20～40岁。腺体肿大为弥漫性，两侧对称，常伴有眼球突出，故又称“突眼性甲状腺肿”。有时伴有胫前黏液性水肿。目前多数认为，原发性甲亢是一种自身免疫病。

2.继发性甲亢　较少见，指在结节性甲状腺肿基础上发生甲亢。患者先有结节性甲状腺肿大多年，以后才逐渐出现功能亢进症状，年龄多在40岁以上。肿大腺体呈结节状，两侧多不对称，无眼球突出和胫前黏液性水肿，容易发生心肌损害。

3.高功能腺瘤　少见，腺体内有单个的自主性高功能结节，结节周围的甲状腺组织呈萎缩改变，放射性碘扫描检查显示聚^{131}I量增加的“热结节”。患者也无眼球突出和胫前黏液性表现。

二、诊断

（一）临床表现

甲亢的主要临床表现有甲状腺肿大、性情急躁、容易激动、失眠、两手颤动、怕热、多汗、食欲亢进反而消瘦、体重减轻、心悸、脉快有力（脉搏常在每分钟100次以上，休息及睡眠时仍快）、脉压差增大、内分泌功能紊乱（如月经失调）等。其中，脉率增快及脉压差增大尤为重要，常可作为判断病情程度和治疗效果的重要标志。

（二）辅助检查

1.基础代谢率测定　常用计算公式为基础代谢率%=（脉率+脉压差）-111。测定基础代谢率要在完全安静、空腹时进行。基础代谢率正常为±10%；增高20%～30%为轻度甲亢，增高30%～60%为中度，增高60%以上为重度。

2.甲状腺^{131}I测定　2小时内甲状腺摄取^{131}I量超过人体总量的25%，或在24小时内超过人体总量的50%，且吸^{131}I高峰提前出现，都表示有甲亢。

3.血清中T_3和T_4含量的测定　甲亢时，血清T_3高于正常4倍左右，而T_4仅为正常的2.5倍。因此，T_3测定有较高的敏感性。

三、治疗

（一）抗甲状腺药物治疗

1.适应证

（1）病程较短、病情较轻的原发性甲亢。

（2）20岁以下青少年和儿童。伴有其他严重疾患而不宜施行手术的患者。

（3）手术后复发的患者。

（4）做手术前准备。

2.禁忌证

（1）有压迫气管症状的患者，或是胸骨后甲状腺肿的患者。

（2）高度突眼的患者。

（3）妊娠和哺乳的妇女。

主要药物有丙硫氧嘧啶和甲巯咪唑或卡比马唑等。初用剂量为丙硫氧嘧啶每日200～400mg，甲巯咪唑或卡比马唑每日20～40mg；3～4周后，如果疗效显著，即基础代谢率下降、体重增加，剂量可以减少。同时，给予甲状腺制剂，每日30～60mg，以避免甲状腺的肿大和充血。维持剂量为丙硫氧嘧啶每日100～200mg，甲巯咪唑或卡比马唑每日10～20mg，连续服用6～18个月。在服用抗甲状腺药物时，每周需检查白细胞计数；如果降至3×10^9/L以下，中性粒细胞计数降至0.45时，要立即停药。

（二）放射性碘治疗

应用半衰期为8天的^{131}I，通常剂量为每克甲状腺组织投^{131}I 3700kBq，空腹一次口服。60%～70%的患者在1次用药后4～6周内有明显缓解，而30%～40%的患者在3～4个月后第二次用药。对正在服用碘剂的患者，治疗前2～4周应停服碘剂，也不可进含碘食物。

（三）外科治疗

甲状腺大部切除术仍然是目前治疗甲亢的一种常用而有效的疗法，它能使90%～95%的患者获得痊愈，手术死亡率低于1%。手术治疗的主要缺点是有一定的并发症，并约有4%～5%的患者术后可复发甲亢。

1.手术指征

（1）继发性甲亢或高功能腺瘤。

（2）中度以上的原发性甲亢。

（3）腺体较大，伴有压迫症状，或胸骨后甲状腺肿等类型甲亢。

（4）抗甲状腺药物或^{131}I治疗后复发者；至于妊娠妇女，鉴于甲亢对妊娠可造成不良影响（流产、早产等），而妊娠又可能加重甲亢，因此，在妊娠早、中期具有上述指征者，仍应考虑手术治疗。

2.禁忌证

（1）青少年患者（除非存在严重的压迫症状）。

（2）症状较轻者。

（3）老年患者或有严重器质性疾病不能耐受手术治疗者。

3.手术切除范围　通常需切除腺体的80%～90%，并同时切除峡部，每侧残留腺体以成人拇指末节大小为恰当。腺体切除过少容易引起复发，过多又易发生甲状腺功能减退（黏液性水肿），必须保存两腺体背面部分，避免损伤喉返神经和甲状旁腺。

第三节　甲状腺肿瘤

【甲状腺腺瘤】

甲状腺腺瘤分滤泡状和乳头状囊性腺瘤两种。

一、诊断

（一）临床表现

1.患者多为40岁以下女性。

2.一般均为甲状腺体内的单发结节，结节质较软、表面光滑、随吞咽上下移动、生长缓慢，大部分患者无任何不适感。

3.乳头状囊性腺瘤有时可因囊壁血管破裂而发生囊内出血，此时肿瘤体积可在短期内迅速增大，局部出现胀痛。

（二）辅助检查

1.B超　可判断单发或多发，囊性或实性。

2.放射性核素扫描或ECT　一般为温结节，囊性变后可呈凉或冷结节。

二、治疗

由于腺瘤有癌变的危险和引起甲状腺功能亢进的可能，应早期切除。

【甲状腺癌】

甲状腺癌约占全身恶性肿瘤的0.2%（男性）～1%（女性）。

一、病理类型

1.乳头状腺癌　约占60%，恶性程度较低。主要转移至颈淋巴结，有时原发癌很小，未被觉察，但颈部转移的淋巴结已很大，多为年轻女性。

2.滤泡状腺癌　约占20%，中度恶性。手术时约有10%患者已有血行转移，颈淋巴结转移较少，多为中年人。

3.未分化癌　约占10%～15%，恶性度高，很早转移至颈淋巴结，也经血行转移至骨和肺，多为老年人。

4.髓样癌　约占5%～10%，恶性程度中等，它发生于滤泡旁细胞（C细胞），较早出现颈淋巴结转移，晚期可有血行转移。

二、诊断

（一）临床表现

1.甲状腺结节明显增大，质变硬，腺体在吞咽时的上下移动性减小。

2.地方性甲状腺肿非流行地区的儿童甲状腺结节；成年男性甲状腺内的单发结节；多年存在的甲状腺结节短期内明显增大，应特别引起注意。

3.早期无明显自觉症状　晚期出现波及枕部和肩的疼痛，声音嘶哑，继之发生压迫症状，如呼吸困难、吞咽困难和明显的Horner综合征。

4.髓样癌常有家族史　由于肿瘤本身可产生激素样活性物质（5-羟色胺和降钙素），因此，在临床上可出现腹泻、心悸、颜面潮红和血钙降低等症状。

（二）辅助检查

1.B超　区别结节的囊肿性或实体性。实体性结节若呈强烈不规则反射，则恶性的可能更大。

2.放射性核素扫描或ECT　如果为冷结节，则有10%～20%可能为癌肿。

3.细针穿刺细胞学检查。

（三）鉴别诊断

1.亚急性甲状腺炎　病史中多有上呼吸道感染，血清T_3、T_4浓度增加，但放射性碘的摄取量却显著降低。试用小剂量泼尼松后局部疼痛很快缓解，甲状腺肿胀随之消失。

2.慢性淋巴细胞性甲状腺炎　此病多发生在女性，病程较长，甲状腺肿大呈弥漫性、对称，表面光滑。试用甲状腺制剂后腺体常可明显缩小。

3.甲状腺腺瘤囊性变　由于囊内出血，短期内甲状腺腺体迅速增大，追问病史常有重体力劳动或剧烈咳嗽史。

三、治疗

以手术为主，而手术的范围和疗效与肿瘤的病理类型有关。

1.乳头状腺癌　如果颈淋巴结没有转移，癌肿尚局限在一侧的腺体内，应将患侧腺体连同峡部全部切除、对侧腺体大部切除；如果癌肿已侵及左、右两叶，就需将两侧腺体连同峡部全部切除。对没有颈淋巴结转移的乳头状腺癌一般不需同时清除患侧颈淋巴结，术后继续服用甲状腺素片80～120mg/d，5年治愈率可达80%以上。即使在日后随访中再出现颈淋巴结转移，再行清除手术仍能达到较好疗效；但如已有颈淋巴结转移，则应在切除原发癌的同时清除患侧的颈淋巴结。

2.滤泡状腺癌　即使癌肿尚局限在一侧的腺体内，也应行两侧腺体连同峡部的全部切除。术后服用甲状腺素片80～120mg/d，如有远处转移应做放射性碘治疗。

3.未分化癌　治疗以放射为主。

4.髓样癌　手术切除两侧腺体连同峡部，同时清除患侧或双侧颈淋巴结。

第四节　甲状旁腺功能亢进

甲状旁腺激素（parathyroid hormone，PTH）是一种水溶性多肽，主要调节体内钙的代谢，维持体内钙、磷的平衡。除甲状腺滤泡上皮以外，滤泡旁细胞产生一种与PTH有拮抗作用的激素，称为降钙素（calcitonin），参与钙的代谢，使血钙降低。它们与血Ca^{2+}浓度之间存在反馈关系，使血钙、血磷稳定在正常范围内。

一、分类

甲状旁腺功能亢进可区分为原发性与继发性两类。

1.继发性甲状旁腺功能亢进　多见于下列原因所致的低血钙时：

（1）肾功能不全（慢性肾炎）。

（2）维生素D缺乏（佝偻病、骨软化症等）。

（3）在妊娠或哺乳期母体失钙过多。长时期的低血钙和长时期刺激PTH的分泌增加，即发生甲状旁腺代偿性的增生、肿大。

2.原发性甲状旁腺功能亢进　多由于单发的甲状旁腺腺瘤（86%），较少由于多发的腺瘤（6%）或所有四个甲状旁腺的增生（7%），很少由于腺癌（1%）引起血钙持续升高。

原发性甲状旁腺功能亢进较多见，临床上可分为三种类型：

（1）肾型：约70%，主要表现为尿路结石。

（2）肾骨型：约20%，表现为尿路结石和骨骼的脱钙病变。

（3）骨型：约10%，主要表现为骨骼的脱钙病变。

二、诊断

（一）临床表现

1.多见于20～50岁，女多于男。

2.对反复发作的肾结石，特别是两侧肾结石，应考虑到此病。

3.骨型多属晚期，病变的骨骼（颅骨、指骨、股骨、盆骨和颈椎等）有疼痛，呈结节状增厚、凹凸不平、弯曲或畸形，有时发生病理性骨折。

4.血钙升高，因而神经肌肉的应激性减低，引起全身肌张力低下、胃肠蠕动减弱，出现疲乏、食欲缺乏、恶心、便秘，甚至咽肌无力而引起吞咽困难。

5.部分患者（10%）可伴有胃、十二指肠溃疡，且可合并上消化道出血。

6.部分患者（7%）可并发急性胰腺炎或胆管结石。

（二）辅助检查

1.血钙＞2.7 mmol/L，血磷＜1.0 mmol/L，尿钙24小时超过200 mg。

2.血清PTH＞100ng/L。

3.X线显示骨质稀疏、变薄、变形，骨内有多个透明的囊肿影。

4.B超是显示腺瘤的首选定位方法，其准确率可达90%。

三、治疗

采用手术切除甲状旁腺腺瘤。

（杨朋来　韩建峰　高　艳　陈书宽　张笃琛　薛崇飞　张启勋）

第二章　乳房疾病

第一节　乳腺癌

乳腺癌（breast carcinoma）是女性常见的恶性肿瘤，近年来发病率逐渐增高，发病年龄趋于年轻化。我国虽非乳腺癌的高发地区，但在某些大城市乳腺癌的发病率已超过宫颈癌，居女性恶性肿瘤发病率的首位，成为危害妇女健康的主要肿瘤。

一、病因

乳腺癌的病因目前尚不清楚。多数学者认为与性激素水平失衡有关，此外，乳腺癌家族史、乳房良性疾病史、对侧乳腺癌病史、长期服用避孕药物史、月经初潮年龄＜12岁、绝经期＞55岁、免疫功能缺陷等均可能是导致乳腺癌发病的重要因素。

二、病理

按肿瘤细胞的发生部位、组织结构特征将乳腺癌分为小叶癌和导管癌两大类；按其发展过程、形态特点和预后关系分为原位癌和浸润癌。

小叶原位癌（lobular carcinoma in situ）是由小叶内末梢导管或腺泡发展而来，易为多发性和双侧性，可发展为小叶浸润癌。

浸润性小叶癌（invasive lobular carcinoma）通常由小叶原位癌发展而来，癌细胞突破基膜，向间质浸润性生长，约占浸润性癌的5%～10%。

导管内癌（intraductal carcinoma）多发生于中小导管，癌细胞充满管腔，基膜完整，无浸润现象，但癌细胞累及导管的范围较广或呈多中心性散在分布。

浸润性导管癌（infiltrating ductal carcinoma）较常见，癌细胞浸润于管壁外的间质中，包括乳腺癌的所有常见类型（单纯癌、硬癌、髓样癌等），约占浸润性癌的75%。

乳腺癌主要经淋巴管转移，也可经血行播散及直接浸润胸壁肌肉、皮肤、肋骨。研究发现，在肿瘤的亚临床期癌细胞即可通过肿瘤内血管直接扩散至全身，早期出现全身血行播散。

【乳腺癌分期】

国际抗癌协会的TNM分类法：

T_X：原发肿瘤不明。

T_0：原位癌未检出。

Tis：原位癌（非浸润性癌及无肿块的Paget病）。

T_1：肿块≤2cm。

T_2：2cm＜肿块≤5cm。

T_3：肿块＞5cm。

T_4：肿块侵及皮肤及胸壁；炎性乳腺癌。

N_0：无局部淋巴结肿大。

N_1：同侧腋淋巴结肿大，可活动。

N_2：同侧腋淋巴结肿大，粘连、融合。

N_3：同侧胸骨旁淋巴结肿大。

M_0：无远处转移。

M_1：锁骨上淋巴结转移或远处转移。

TMN分期：

0期：	T_{is}	N_0	M_0
Ⅰ期：	T_1	N_0	M_0
Ⅱ期：	T_{2b}	N_0	M_0
	T_{2a}	N_1	M_0
Ⅲ期：	T_3	N_1,N_2	M_0
	T_4	N_0,N_1	M_0
Ⅳ期：	任何T	任何N	M_1

常用临床分期：

Ⅰ期：T＜2cm，与周围组织无粘连；无腋淋巴结转移。

Ⅱ期：T≤5cm，尚能活动，与皮肤可有粘连；同侧腋淋巴结散在，活动。

Ⅲ期：T＞5cm，广泛粘连，可有皮肤溃疡；同侧腋淋巴结融合，但尚能活动，胸骨旁淋巴结转移。

Ⅳ期：肿块侵及皮肤或与胸肌、胸壁固定，同侧腋淋巴结固定，对侧腋窝淋巴结转移，锁骨上淋巴结转移、远处转移。

三、预后

对预后的估计，目前仍主要以肿瘤的大小、肿瘤生长速度、淋巴结转移及激素受体情况等因素为重点。近年开展的肿瘤细胞分级、DNA倍体及S期细胞百分率、癌基因的检测等，能较好地估计预后。

四、诊断

（一）临床表现

1.乳房肿块　最为常见，肿块质硬、表面不光滑、与周围组织界限不清、活动度不大，常为无意中或体检时发现；约50%发生于外上象限，15%～20%发生于中央区，12%～15%发生于内上象限。

2.乳房皮肤改变

酒窝征：Cooper韧带受累收缩，致肿瘤表面皮肤凹陷，为乳腺癌较早期征象。

橘皮征：皮下淋巴网受累，淋巴管为癌细胞阻塞，回流障碍，皮肤水肿，毛囊处深陷，皮肤呈点状凹陷，为晚期乳腺癌征象。

皮肤溃疡，胸壁、乳房静脉充盈，乳头乳晕区糜烂、湿疹等。

3.乳头内陷、偏移或抬高　肿瘤侵犯大导管或癌灶发生于乳晕区，大导管收缩向内牵拉乳头致乳头内陷；外上限肿瘤可使乳头偏移、抬高。

4.乳头溢液　血性溢液尤应注意。

5.局部淋巴结　腋下及锁骨上、下淋巴结肿大。

6.远处转移　如股骨转移引起病理性骨折；肺转移及胸膜转移致咳嗽；肝转移时有黄疸等。

（二）特殊检查

1.X线钼靶摄片　可发现部分临床触不到的肿瘤，诊断符合率约90%。表现为形态不规则、密度不均匀、边界不清、边缘有毛刺的块影，病灶内可有微细钙化点。现代乳腺X线摄影由电脑操作，可做肿块放大、定向穿刺或切取活检等技术，显著提高了乳腺癌的早期诊断率。

2.CT　分辨率高，增强可发现约2mm的小癌灶及肿大的区域淋巴结。

3.MRI　也可用于乳腺癌的诊断，可提高小病灶的检出率。

4.超声　近年来，超声检查在乳腺疾病中的应用发展迅速，对X线不能清晰显示的致密乳腺组织有较高的分辨率，彩超可使诊断率达95%。超声检查无创，可重复检查，乳房病变时列为首选，表现为：

（1）肿瘤形态不规则，边界不规整。

（2）肿瘤内部可见密度不均的低回声，后方见衰减声影。

（3）可检出较丰富的血流信号，呈高阻力型动脉频谱，少数为点状或短线状。

（4）伴腋淋巴结转移时可见单个或多个类圆形或椭圆形的低回声实质性肿块。

5.细针抽吸细胞学检查（fine-needle aspiration cytology，FNAC） 此法可靠性高，经济、迅速、简便、安全，有经验的医师诊断符合率80%～98%，假阳性率低（通常在1%以下），阳性结果多可确诊。但肿块＜1cm时易漏诊。大量资料表明，穿刺导致癌细胞扩散的可能性极小，不会影响患者的生存率及存活期，也未发现增加局部扩散的情况。通过乳腺拍片立体定位系统或超声波对乳腺疾病定位细针穿刺检查，可提高早期癌的诊断率。

常用于：

（1）临床高度怀疑乳腺恶性病变时，术前明确诊断，以选择手术方式，减少切除病灶后再次手术对患者心理、身体的影响。

（2）乳腺增生者不能排除恶变时可提供诊断。

（3）区分炎性病变（乳腺导管增生症，结核性乳腺炎等）与肿瘤性病变。

（4）针吸细胞可送FCM或ICM检测，测定DNA含量、DNA异倍体状况及ER、PR含量，使术前诊断准确可靠。但要求穿刺取材准确，应多处反复抽吸。

6.细胞学涂片检查 乳头溢液是乳腺癌的重要体征之一，大多见于导管内乳头状癌。此检查对患者虽无任何痛苦，但假阴性率较高，常需反复多次检查。对临床高度怀疑恶性病变，但无阳性发现者，应进一步检查，以免贻误诊断。乳头溢液涂片找到癌细胞可确诊。

刮片细胞学检查用于乳房皮肤病变，如糜烂、溃疡或瘘管创面，最常用于Paget病患者以明确诊断。

7.立体定位穿刺活检（stereotactic core needle biopsy） 在立体定位系统引导下，用12号或14号活检针穿刺病变部位，取材料行组织学检查，除组织学结果外，尚可测定样本的激素受体情况和肿瘤标志物，诊断符合率约97%，可替代大多数乳腺手术活检。

8.乳管内镜检查 可探知导管内病变的准确位置和性状，对肿块较小或不可触及的肿块更具优越性。

9.肿块切除活检 对各项检查均为阴性结果，而临床可疑恶性病变者，应切除肿块送组织学检查，以防延误诊断。手术应切除包括肿块及周围约1 cm左右的正常腺体组织。手术切口应设计在再次手术切除范围内。

五、特殊乳腺癌的诊断

经临床、X线、超声、细胞学检查，乳腺癌的诊断多无困难，但对乳腺癌的确诊需注意。

1.炎性乳腺癌（inflammatory carcinoma） 患者多为中青年，常合并妊娠、哺乳，患乳表面皮肤有红、肿、热、痛等急性炎性病变的表现，伴暗红色、弥漫性水肿及橘皮样改变，乳房质硬，早期出现腋淋巴结肿大，白细胞数正常，无明显发热等全身炎性表现，经短期抗生素治疗无效，则应考虑到炎性乳腺癌的可能。

2.隐匿性乳腺癌（occult breast cancer） 多以腋淋巴结肿大为第一临床表现或为X线体检时偶然发现，经病理或细胞学检查诊断为转移癌，同侧乳房皮肤无异常改变，乳内无明显肿块可及，常用的辅助诊断如X线、超声等亦难以发现乳内原发病灶。此类患者如排除其他部位肿瘤可能性，应行改良根治术，将切除标本行连续病理切片，多能找到原发病灶。

3.乳头湿疹样癌（pagets disease of the breost） 又称为Paget病，表现为乳头、乳晕糜烂，湿疹样变，伴有瘙痒，可发生皮肤增厚、粗糙、表面有灰黄色痂皮，痂下可见肉芽创面伴少量渗液，早期乳内无肿块，无乳头溢液，皮肤科治疗无效时，应高度怀疑本病。对临床以乳头、乳晕湿疹就医的患者，应多次涂片做细胞学检查以免漏诊。涂片细胞学检查难以确诊者行乳晕病变部位穿刺细胞学检查。

4.男性乳腺癌（male breast cancer） 约占全部乳腺癌的1%左右，发病年龄高于女性，病程长。因男性乳块易被忽视，或被诊断为男性乳房发育症而延误治疗，预后较差。临床表现为乳晕区肿块，肿块质硬、边界不清，常与皮肤、胸壁粘连，可有乳头破溃、同侧腋窝淋巴结肿大等表现。细胞学检查诊断率很高，男性乳腺癌与女性乳腺癌一样也有激素依赖性和非激素依赖性两种，总的5年生存率为49%，其中淋巴结阴性者达79%，阳性者为43%。

六、治疗

乳腺癌是全身性疾病，好发血行转移，治疗失败的主要原因是未能有效控制血行转移。初诊乳腺癌，约半数以上已有血行转移，因此，乳腺癌的治疗应是以根治性手术为基础的综合治疗。原则上任何乳腺癌在处理原发灶、转移淋巴结后，均应于近期内行全身治疗，以提高远期疗效。

（一）手术治疗

1.手术目的　切除全部肿瘤组织、所属淋巴结及可能发生转移的周围组织，最大限度减少肿瘤抗原，降低非手术治疗的肿瘤负荷，利于肌体自身免疫功能有效地发挥作用，以求最大限度地发挥术后综合治疗的作用；并通过病理检查，获得必要的资料，指导术后综合治疗方案的制订并评估预后。

2.手术适应证　临床Ⅰ、Ⅱ及Ⅲ期早期首选手术治疗，Ⅲ期晚或Ⅳ期患者可先行新辅助化疗，待肿瘤缩小后还可考虑手术治疗。

3.手术种类

（1）乳腺癌标准根治术（halsted radical mastectomy）：临床Ⅱ期以上患者多用此术式。手术范围包括乳房（肿块周围3 cm皮肤）、乳房周围脂肪组织（内侧至胸骨旁或对侧胸骨中线，外侧至背阔肌前缘，上至锁骨下，下至腹直肌前鞘上段）、胸大肌（保留锁骨头一束肌纤维）、胸小肌及胸肌筋膜、腋窝及锁骨下的淋巴组织。

（2）乳腺癌改良根治术：保留胸肌的乳腺癌根治术，切除范围基本同经典根治术。有两种方式：①Patey手术：保留胸大肌，为便于清除腋窝胸小肌后群及胸大肌、胸小肌之间淋巴结而切除胸小肌。②Auchincloss手术：保留胸大肌、胸小肌，清除腋窝淋巴结。此术式应用拉钩将胸肌尽量向内侧牵引，以保证尽可能彻底清除胸小肌后及锁骨下淋巴结。如术中发现此处淋巴结明显肿大，疑有转移时，应改行标准根治术。

（3）乳腺癌扩大根治术：手术分胸膜外切除和胸膜内切除两种。在标准根治术的基础上，切除患侧第二至四肋软骨，切除胸廓内动脉、静脉和胸骨旁内乳淋巴结。用于乳房内上象限癌肿。胸膜外的扩大根治术并不增加手术并发症。由于放射治疗的发展，替代了内眦淋巴结的清除术，现已少用此术式。

（4）单纯乳房切除术：切除患侧乳房及胸大肌筋膜。

（5）皮下乳腺切除术：保留乳头的乳腺腺体切除术。

（6）保留乳房的手术：包括乳房肿块切除术（lumpectomy）、乳腺区段切除术

（segmental mastectomy）、象限切除术等（quadrantectomy）。此类手术需完整切除包括皮肤、肿瘤、肿瘤周围1～2 cm正常乳腺组织及其下的胸大肌筋膜，并需加行区域淋巴结清扫术，或于术后行根治性放疗。疗效与根治术相似，但局部复发的可能性增大。

4.手术方式的选择　对已有有效定型手术治疗的肿瘤，选择新手术方式时，应考虑新手术方式的疗效，应在保证治疗效果的前提下考虑乳房外形的保留，不可盲目追求缩小手术范围，本末倒置，丧失治愈机会。

I期：根据肿瘤大小、部位，术后有无根治性放疗条件等情况，选择适宜的手术方式。对瘤体较大、肿块位于乳房中央区、病灶多发、伴乳头溢液、X线检查发现乳内有广泛钙化影及高龄或小乳房患者，禁行保留乳腺的手术。

Ⅱ、Ⅲ期：原则上行标准根治术或改良根治术，肿块位于内上象限或中心区者，尤其是无术后放疗条件者，可考虑行扩大根治术。

Ⅲ期晚、Ⅳ期：如有手术切除可能，亦应争取切除原发病灶，达到减瘤目的，为后续治疗创造条件；或者先行放疗或新辅助化疗，待肿瘤缩小、局部情况改善、降低分期后再行手术治疗。

Paget病患者如无乳房肿块，可行单纯乳房切除术或改良根治术；如有乳房肿块，则治疗根据以上原则。鉴于我国乳腺癌初诊患者中约70%肿块直径≥3 cm，淋巴结受累约占1/2保留乳腺的手术适应证选择应十分谨慎，限于：

（1）位于外上象限的单发病灶，肿块＜2 cm者。

（2）乳房够大，保留乳房的手术切除后，乳房无明显变形者。

（3）无腋窝淋巴结转移。

（4）术后有根治性放疗条件。

（5）患者的意愿。

（二）化疗

化疗对提高乳腺癌患者的远期生存率有重要作用。

术后化疗：最为常用。旨在消除体内可能存在的肿瘤细胞、潜在转移灶，延长无痛生存期及总生存期，改善预后，可降低术后复发率约40%。应争取在手术后1个月内进行。

术前化疗：又称新辅助化疗，降低癌细胞活力、缩小肿瘤病灶、杀灭亚临床转移灶。对较晚期肿瘤及炎性乳腺癌病例，可降低临床分期，提高切除率。

区域动脉化疗：能在原发灶及周围淋巴组织中得到较高的抗癌药物浓度，保证局部及全身治疗，选用尺动脉或内乳动脉插管，术中经腋动脉插管达锁骨下动脉或经腹壁上动脉至胸廓内动脉置管。

1.化疗适应证

（1）绝经前患者，腋淋巴结（+），雌激素受体（ER）（+）或（-）。

（2）绝经后患者，腋淋巴结（+），ER（-）。

（3）原发肿瘤较大。

（4）有乳腺癌家族史者。

（5）晚期乳腺癌不能手术者。

（6）炎性乳腺癌。

2.化疗方案

（1）CMF（环磷酰胺、甲氨蝶呤、5-FU）方案：为较为成熟的标准方案，最为常用，疗效稳定，病死率可下降14%～16%。

CTX 500～600 mg/㎡第1、8天给药；

MTX：30～40 mg/㎡第1、8天给药；

5-FU：600 mg/㎡第1、8天给药。

28天1周期，连用6次。

（2）CAY、（环磷酰胺、多柔比星、5-FU）方案：用于局部肿块大、复发或区域淋巴结转移4个以上者。

CTX：500 mg/㎡，第1天给药；

ADM：50 mg/㎡，第1天给药；

5-FU：500 mg/㎡，第1、8天给药。

28天为1个周期，连用6次。

3.化疗不良反应

（1）骨髓抑制。

（2）肝、肾功能损害。

（3）部分或完全停经。

（4）消化道反应。

（三）内分泌治疗

内分泌治疗包括药物治疗及手术去势两种。

1.药物治疗 用于激素依赖型乳腺癌患者，能抑制癌细胞生长，预防肿瘤复发转移，改善患者一般情况，且无一般化疗的不良反应，反应轻微，使用方便，易为患者所接受。用于术后辅助治疗及晚期乳腺癌或复发转移癌的治疗。

（1）药物治疗适应证：①绝经前，ER（+）PR（+）。②绝经后，ER（+）PR（+），可单独使用，不需辅用放、化疗。③复发癌、转移癌。④急性炎性乳腺癌。⑤晚期乳腺癌不能手术、不宜放疗者。⑥患者一般情况差、血象低、不能耐受化疗者，可试用内分泌治疗1～2个月。

（2）药物：①他莫昔芬（tamoxifon）：强力抗雌激素药物，20世纪80年代以来最为常用。为内分泌治疗的首选药物，有效率20%～30%，ER（+）者有效率达40%～60%。每日20mg分2次口服，持续2～5年，未见明显不良反应。对闭经后ER（+）的术后患者，疗效相当于甚至优于化疗。②甲羟孕酮（MPA）、甲地孕酮（MA）：为非甾体抗雌激素药物，可替代他莫昔芬，即使ER（-）者疗效也可达30%，但价格昂贵且易致高血糖及肥胖症，难长期使用。③氨鲁米特（AG，氨鲁米特）和第二代福美斯坦：芳香酶抑制剂，阻断肾上腺皮质激素合成，作用相当于药物切除肾上腺，需同时加服泼尼松类药物，防止垂体的负反馈作用。用于ER（+）、软组织及骨转移者，2周后加大到1000mg/d，同时加服氢化可的松100mg/d（维持量40mg/d）。④雄激素治疗：骨转移者此疗法效果较好。丙酸睾酮50～100mg肌内注射，每周3次，2～4周，有效率25%。大量使用可发生男性化趋势。⑤雌激素治疗：用于闭经后软组织转移者，显效可使肿瘤消退。已烯雌酚5mg，每日3次，4～8周，长期用药至恶化后停用，现已少用。

2.手术去势 双侧卵巢全切除或部分切除，见效快，可降低病死率，控制转移灶的发生、发展。用于绝经前患者，对任何器官的转移均可获得一定效果，死亡率较对照组减少约6%。

3.放射去势 与手术效果相同，但生效慢，一般放射6～8周。

（四）放射治疗

放射治疗作为术后辅助治疗及姑息治疗已广泛用于临床，可降低局部和区域淋巴结的复发。现代放疗技术已相当精确，直线加速器、多功能近距离遥控后装机等可仅对肿瘤释放射线，而对周围组织损害甚微。术后放疗减少了约10%～30%的局部复发率，对总生存率无明显影响。

1.放疗适应证

（1）根治术后，病理检查证实区域淋巴结阳性者。

（2）肿块位于中央区或内象限，未行扩大根治术者。

（3）保留乳房的肿块切除，象限切除术后。

（4）多中心性癌。

（5）肿块侵犯胸壁、皮肤者。

（6）复发乳腺癌，放疗可延长生命，且止痛效果明显。

（7）晚期病例，术前放疗可扩大手术指征。

（8）骨转移患者。

2.放疗照射范围　原则上肿瘤区及区域淋巴引流区，如胸骨旁、锁骨上区及腋窝区。

第二节　乳腺叶状囊肉瘤

乳腺叶状囊肉瘤临床少见，约占全部乳腺肿瘤的1%，可发生于各年龄组妇女。1987年，世界卫生组织（WHO）定名为乳腺叶状肿瘤（phyllodes tumor），并将其分为良性、恶性和临界性三类。

一、病因与病理

本病病因不清，肿瘤由纤维和上皮两种成分组成，切面呈囊状、分叶状外观。良性肿瘤虽呈膨胀性生长，但不突破包膜；包膜浸润是恶性的标志。

二、诊断

乳房内无痛性肿块，呈分叶状，质韧，结节隆起处有囊性感，边界清，活动度大，病情发展较缓慢，也有在短期内迅速增大占据整个乳房者。乳房皮肤溃疡破溃或呈菜花样变。

主要经血行转移至肺、骨和软组织，少有腋淋巴结肿大转移。

三、治疗

手术治疗：恶性者行全乳房切除；良性者行肿块切除即可。如有腋淋巴结转移，行全乳房切除并腋淋巴结清扫术。预后良好。

对放疗、化疗不敏感。

第三节 乳腺纤维腺瘤

乳腺纤维腺瘤（breast fibroadenoma）为乳腺最常见的良性肿瘤，约占所有乳腺肿瘤的10%，良性肿瘤的3/4。好发于青年女性，多无任何症状，常于无意中发现。

一、病因

本病病因不清，可能与雌激素水平过高有关。

二、临床表现

乳房肿块，无痛，生长慢，病史可长达数年甚至20年无明显变化。乳房外上象限尾叶部或腋下、腋前副乳腺区亦可发生。

三、诊断

乳内单发或多发肿块，多位于外上象限，呈球形或葫芦状，与周围组织界限清楚，质韧，光滑，活动度大，触诊指下有“滚珠感”，无压痛。

四、预后

良好。

五、治疗

手术切除包括肿瘤在内的部分腺体组织，手术标本常规送病理检查。

第四节 急性乳腺炎

急性乳腺炎（acute mastitis）常见于产后哺乳期妇女，初产妇多见。可发生于乳房的任何象限，多为葡萄球菌感染。部分先天性乳头内陷或各种原因致后天性乳头内陷者，可在乳晕周围反复出现急性炎性病变，难以治愈。

一、病因

1.婴儿哺乳时乳头破损或皲裂，细菌侵入乳房致感染性炎症。

2.乳管内乳汁残存、淤滞，成为进入乳管致病菌生长繁殖的培养基。

3.乳头内陷，乳管内分泌物排出不畅，淤滞感染。

二、临床表现与诊断

1.患乳红、肿、热、痛，局部可触及硬块，压痛明显，不经治疗可发展为乳房脓肿，脓肿穿入见乳头溢脓。

2.病情严重者伴寒战、高热、白细胞升高等全身感染征象。

3.急性炎症治疗不当或引流不充分可导致慢性乳腺炎，乳腺内形成硬结，边界不清，活动度不大。

三、治疗

1.足量有效的抗生素治疗，多用青霉素。

2.局部热敷或理疗，促炎症促进吸收。

3.未形成脓肿者，可继续哺乳，哺乳后吸尽剩余乳汁。如有乳头破损或皲裂，停止婴儿直接哺乳，可用吸乳器吸出乳汁喂养婴儿。

4.已形成脓肿，应及时切开排脓。如脓肿与大乳管相通，切排术后伤口不愈形成乳瘘则应停止哺乳，药物退奶。

5.乳头内陷者，指导患者经常清洗乳头；严重内陷，乳头难以外翻者，可考虑行矫形术。

初生儿及青春期少年，可能有少量乳头溢液，如强行挤压可能诱发急性乳腺炎，甚至脓肿形成，应注意避免挤压。

第五节　乳腺结核

乳腺结核（mammary tuberculosis）为少见的乳房疾病，约占乳房病变的1%左右，好发于20～40岁生育期女性。多为结核分枝杆菌，原发灶为肺或肠系膜淋巴结结核，也可经胸膜、肋骨等邻近结核病灶直接蔓延而来。部分患者可能无原发灶可寻。

一、病理

乳腺组织中有典型的结核结节散布，并有干酪样坏死。

二、临床表现

1.乳房内单发或多发肿块，边界不清，无明显疼痛，常与皮肤粘连，但少有橘皮样改变，病程进展缓慢。约1/3病例有炎症反复发作史。

2.脓肿形成　脓肿切开或破溃后形成经久不愈的溃疡或窦道，有的可见干酪样坏死物流出。常伴患侧腋淋巴结肿大。

3.肿块及增生，可致患乳部分硬化、变形、乳头内陷，与乳腺癌难以鉴别。

4.约5%患者伴发乳腺癌。

三、诊断

1.脓液涂片，坏死组织中可见成团类上皮细胞，散在的朗格汉斯细胞和淋巴细胞，抗酸细胞染色可找到结核分枝杆菌。

2.脓液培养，结核杆菌阳性可确诊。

3.细胞学检查可协助诊断。

4.乳腺X线检查：见片状不均匀的模糊影，外形不整，部分可见弥漫性小钙化点。脓肿形成时常出现大片密度不匀的浸润，内有不规则的无回声区。

四、治疗

1.全身抗结核药物治疗。

2.单发肿块，行病灶切除；复发病变，尤其已破溃形成溃疡或瘘管者，行单纯乳房切除，腋淋巴结肿大者加行淋巴结切除。

3.脓肿形成者，可在穿刺排脓同时注入抗结核药，每周一次。

4.结核与乳腺癌同时存在时，行乳腺癌根治术。

第六节　乳腺增生症

乳腺增生症（gland mammary hyperplasia）又称为乳腺腺病乳腺结构不良腺囊肿病、纤维囊性乳腺病等。因其病理表现以乳腺组织增生为主，1972年，全国肿瘤防治办公室定名为“乳腺增生症”。

本病是临床最为常见的乳房良性疾病，本质既非炎症，亦非肿瘤，好发于25～45岁中青年妇女，极少数绝经后妇女也有发病。有报道，国内30岁以上妇女发病率为38.8%～49.3%，其中有症状者约占50%，临床表现复杂多样。

统计发现，乳腺增生者乳腺癌的发生率较预期癌发生率高2～5倍；乳腺小叶或导管上皮不典型增生者，癌变率较一般人高5～18倍。本病是乳腺癌的高危因素之一，上皮不典型增生多认为是癌前病变。

一、病因与病理

本病病因不清，多数患者症状与月经周期有关。一般认为，可能与内分泌调节功能失衡有关，雌激素、孕激素、催乳素、甲状腺素等激素水平的异常，造成乳腺组织结构不良、增生。

病理表现多样，共同特点是乳腺组织实质部分的细胞数量增多，组织形态变异。

1.小叶增生型　小叶数目增多、增大，小叶内导管增生或上皮呈乳头状增生突入管腔。

2.纤维腺瘤型　此期基本病变是增生与退行现象并存。小叶增生进一步发展，除上述病变外，纤维组织也有不同程度的增生并有胶原纤维出现，可发展为纤维瘤样结节，其包膜不完整，周边为增生改变，此期与癌较难鉴别。若多数导管内上皮乳头样增生则为导管乳头状瘤病（intraductal papillomatosis）。

3.纤维硬化性腺瘤型　表现为导管腺泡各种增生、萎缩等不同形态的变化，间质有明显的纤维化和透明变，小叶内结缔组织增生。此期大体、组织切面像均易与乳腺癌相混淆。

4.乳腺囊肿型　腺小叶导管末梢导管上皮增生，致导管高度扩张形成囊肿。

乳腺增生症的不同类型、不同时期、不同病变可不同比例地存在于同一患者的腺体中。

二、临床表现

1.乳痛：常为最早出现的临床症状，25～45岁女性多见，周期性疼痛为主要特征；亦有与月经周期无关的无规律性疼痛者，多为胀痛、隐痛，可向上臂、腋窝、肩背部放射，严重者可有剧烈的疼痛，衣服摩擦、行走都可使疼痛加剧，影响工作、生活。

2.乳房肿块：常见，多以双侧外上象限为主，肿块随月经周期缩小、变软或增大、变硬。部分患者可在乳内出现较大的球形、囊性肿块，表面光滑，活动度好。

3.乳头溢液：乳头间歇性或持续性溢液，清亮或淡黄色，棕绿色、暗红色血性液也可见。

三、诊断

1.乳内可触及条索状或散在、成片的小结节，质韧，沙粒样感，与周围组织界限不清，与皮肤、胸肌无粘连，活动度大，压痛。

肿块在经前期变硬、增大，月经来潮后症状大多缓解。囊肿者可在乳内触及较大球形肿块，表面光滑，活动，易与乳腺纤维瘤相混淆。

2.有乳头溢液者取溢液细胞学涂片有助于诊断。

3.细针穿刺细胞学检查，诊断符合率达90%以上，应多处、多点穿刺。

4.临床或细胞学检查可疑癌变者，行肿块切除组织学检查。

5.超声检查可见乳腺组织增厚，腺体层次结构紊乱，可见粗大的线状或带状强回声，回声不均、有囊性病变时，可见大小不等的无回声区，其后回声增强。

6.X线钼靶、干板摄片及CT等影像学检查可与乳腺癌进行鉴别。

四、鉴别诊断

乳腺增生有时与乳腺癌难以鉴别。临床上可疑为恶性病变时，必须切除组织行病理学检查。乳腺增生的大体标本质地较乳腺癌为软，有韧感，肿块无浸润性生长，瘤体中心无出血坏死。

小叶原位癌与重度不典型增生、硬化型腺病与硬癌在冷冻切片中亦不易鉴别，需经常规切片检查确诊。

电镜、细胞核中DNA含量测定等亦可协助鉴别。

五、治疗

1.临床症状轻微者可不用药物治疗，嘱患者3～6个月定期随访，并指导患者月经后自查。

2.药物治疗可缓解疼痛，部分患者肿块缩小消散。

（1）软坚散结的中成药，如乳核散结片、逍遥丸、小金丹等。

（2）他莫昔芬（tamoxifen）：雌激素受体拮抗剂。每次10mg，每日2次口服，3个月1个疗程。

（3）溴隐亭（bromocriptine）：多巴胺受体长效激活剂，间接调节激素水平。每次2.5mg，每日2次口服，3个月1个疗程，疗效不确切，不常规用。

（4）丹那唑：（danazol）雄激素衍生物，调节激素水平。每次100mg，每日2次口服，2～6月为1个疗程。疗效显著，但不良反应大（月经紊乱等），用于其他药物无效时的治疗。

（5）维生素E：调节黄体酮与雌二醇的比值，每次100mg，每日3次口服，无明显不良反应。

3.手术治疗

（1）手术方式：①局部肿块+部分腺体切除（肿块周围1cm正常腺体）。②肿块区域乳腺区段切除。③皮下全乳腺切除。

（2）手术适应证：①重度增生伴单个或多个瘤样增生者。②乳头溢液，保守治疗无效者。③绝经期前后发现乳腺增生且局限于一侧，病变较硬者。④局部肿块不能排除乳腺癌，应手术切除病检。⑤病变广泛，症状严重，影响患者工作、生活久治无效，患者要求切除者。

第七节　男性乳腺增生症

男性乳腺增生症占男性乳腺疾病的90%以上，可发生于各个年龄组，常见于青春期及老年期，多认为与雌雄激素比例失调有关。

一、病因

1.睾丸功能不全，可见于去势以后的患者及雌激素治疗过程中的患者。

2.肝功能不良者因雌激素灭活功能下降也可能发生乳腺肿大。

3.肾上腺疾病、垂体疾病、肿瘤、肺气肿等可引起乳房发育。

4.异烟肼、螺内酯、氯丙嗪、甲基多巴等长期服用可引起男性乳房发育，停药可自愈。

5.部分患者无明显诱因，多为青春期患者。

二、诊断

1.男性出现单侧或双侧乳房增大。

2.乳头、乳晕处可触及盘状硬结或增生肥厚的腺体，可有隐痛或压痛。

3.有睾丸疾病、肝脏疾病或雌激素服用史。

三、治疗

1.有原发疾病者，进行病因治疗。

2.睾酮或雌激素受体阻滞剂他莫昔芬等可缓解病情。

3.手术切除　首选保留乳头的皮下腺体切除术。

第八节 乳腺导管扩张症

乳腺导管扩张症（mammary duct ectasia）又称浆细胞性乳腺炎，为非哺乳期、非细菌感染性疾病。多见于中老年妇女，好发于退化的乳房，发病率占乳房良性病变的5%左右。临床表现复杂多样，易误诊为乳腺癌或导管内乳头状瘤等疾病。

一、病因与病理

各种原因致乳腺导管狭窄、阻塞，管内容物排泄不畅、导管扩张，以及脂肪组织增生等均为本病诱因。

1.乳头发育不佳、内陷、不洁等。

2.乳腺炎症使区域导管上皮增生、管腔狭窄阻塞。

3.手术切断乳管。

4.中老年妇女、卵巢功能减退、导管退行性变、脱落细胞阻塞管腔。

5.乳头、乳晕下乳腺组织内可见扩张的导管和小囊肿，早期，扩张导管内为黏稠的脂质分泌物，管壁上皮不规则增生，纤维组织增厚；后期，导管周围脂肪组织坏死，腺小叶结构破坏，病变处大量浆细胞浸润。导管扩张和管周大量浆细胞浸润是主要病理表现。

二、临床表现

1.乳腺肿块，常伴疼痛。肿块位于乳晕周围，边界不清、质较硬，可有表皮红肿、破溃，反复发生，急性期类似急性乳腺炎表现。

2.乳头溢液，可为浆液性、脓性或血性。

3.乳头内陷，与其下的肿块粘连、固定。

4.乳晕区可触及增粗似静脉曲张的扩张导管。

5.乳晕区脓肿或窦道形成。

6.腋下淋巴结肿大，但多无融合、固定。

三、诊断

1.细胞学检查　多次、多部位的细针抽吸细胞学检查，乳头溢液涂片可见大量炎性细胞、浆细胞、组织细胞，偶可见巨核细胞，无癌细胞。

2.溢液导管X线造影　可见导管扩张。

四、治疗

手术切除全部扩张导管，有包块者切除包块及扩张导管。病变广泛、乳瘘长期不愈者，可考虑单纯乳房切除。

第九节　乳汁淤滞症

乳汁淤滞症（galactostasis）为生育后妇女的良性疾病，可发生于哺乳期后10年甚至更长期间。

一、病因与病理

因哺乳期炎症、肿瘤等因素致导管堵塞或曾行过乳腺手术，腺管破坏致乳汁不能排空所致。乳汁淤积，导管囊状扩张，早期肿块内容为淤滞的乳汁，后期因乳汁内水分吸收，呈乳酪样物。

二、临床表现

1.患者均以乳房肿块就诊，无疼痛，无乳头溢液，无腋淋巴结肿大。

2.肿块质韧，与周围组织界限清楚，易误诊为纤维腺瘤。

3.并发感染者，可有疼痛，经抗感染治疗肿块可缩小。

4.镜下，导管上皮变扁平，上皮下形成炎性细胞浸润带，含大量单核细胞、多巨核细胞、淋巴细胞、浆细胞等，囊周可见扩张的小导管。

三、诊断

细胞学检查，可抽出乳汁样或乳酪样物。

四、治疗

手术切除肿块。

（韩建峰　高　艳　陈书宽　张笃琛　薛崇飞　杨朋来　王智铭）

第三章　胃十二指肠疾病

第一节　胃十二指肠溃疡

胃十二指肠溃疡（gastroduodenal ulcer）是极为常见的疾病，其发病率约为2%～5%。它的局部表现是位于胃十二指肠壁的局限性圆形或椭圆形缺损。多发于男性，十二指肠溃疡发病年龄多在30岁左右，而胃溃疡发病年龄略偏大，在40～50岁之间。

一、病因与发病机制

1.胃酸　胃液酸度过高，激活胃蛋白酶，致胃十二指肠黏膜“自家消化”可能是溃疡发生的重要原因。

2.胃黏膜屏障受损　药物（阿司匹林、皮质激素等）、缺血、反流的胆汁等。

3.神经精神因素、内分泌腺肿瘤等。

二、诊断

（一）病史体征

1.节律性上腹疼痛　十二指肠溃疡的疼痛特点是节律性较明显，与饮食关系密切，表现为餐后延迟痛（餐后3～4小时发作）、饥饿痛和夜间痛，疼痛多为烧灼痛、钝痛、锥痛，也可为剧痛。胃溃疡的疼痛则多无明显节律性，多在餐后1～2小时内发作，疼痛性质多为胀痛。十二指肠溃疡的疼痛还具有周期性发作特点，一般秋至早春为好发季节，疼痛持续数周后好转，间歇1～2个月而再发。

2.临床体征　常仅有上腹深压痛。

（二）辅助检查

1.胃镜检查　除罕见的胃底大弯侧溃疡及壶腹后溃疡外，大多数溃疡均在现代纤维胃镜的良好视角范围内。窥视下溃疡呈圆形或椭圆形；周边规则光整；基底平坦，覆盖白色或灰黄色苔膜；周围黏膜有不同程度的水肿、充血，可见黏膜皱襞向溃疡的纠集。为避免漏诊胃癌，应常规活检。

2.X线检查　上消化道钡餐诊断溃疡的直接征象包括龛影、残存钡点、壶腹部变形；间接征象为壶腹部激惹征。精细的气钡双重对比造影可发现小而浅表的溃疡。

（三）鉴别诊断

胃十二指肠溃疡病应注意与胆石症、慢性胰腺炎等上腹其他脏器的慢性疾病鉴别。

三、治疗

（一）手术治疗适应证

1.溃疡急性穿孔。

2.溃疡急性大出血。

3.瘢痕性幽门梗阻。

4.胃溃疡恶变。

5.内科治疗无效的顽固性溃疡

（1）有多年溃疡病史，发作频繁，病情渐加重，影响生活及全身营养状况者。

（2）至少经1次严格的内科治疗，未能控制发作或短期内又复发者。

（3）过去有过穿孔和多次大出血的病史，而溃疡仍为活动性者。

（4）钡餐或胃镜检查发现溃疡很大、很深，或有穿透征象者。

（5）复合性溃疡、壶腹后溃疡、胼胝性溃疡。

6.胃溃疡的手术适应证可适当放宽。

7.在确定手术指征时尚应考虑社会因素，如患者的工作性质、生活环境、经济状况、就医条件等。

（二）手术方式选择

1.胃大部切除术　经典的胃大部切除术的切除范围包括胃体的大部分、整个胃窦部、幽门及十二指肠壶腹部。其治疗溃疡病的机制在于：

（1）切除了胃窦黏膜，消除了由促胃液素所引起促胰液素分泌。

（2）分泌了大部分胃酸，使神经性胃酸分泌也有所减少。

（3）切除了溃疡的好发部位。

（4）切除了溃疡本身。

胃大部切除术的消化道再建，应以胃十二指肠吻合（Billroth Ⅰ式）为首选，若受限于局部解剖条件必须做Billroth Ⅱ式胃空肠吻合时，应尽量选用结肠后逆蠕动半口吻合（Hoffmeister法）。输入袢的长度在无张力的条件下距Treitz韧带6～8cm。武汉同济医院外科创立的幽门再造式胃大部切除术利用胃浆肌层组织瓣环绕胃十二指肠吻合口，有效地减少了吻合口的张力，也防止吻合口漏，从而将十二指肠溃疡的Billroth Ⅰ式再建率从10%提高到80%。此术式有一定的克服食物的重力性排空及十二指肠胃反流的作用。

2.迷走神经切断术　胃迷走神经切断术治疗溃疡病的机制在于：

（1）切断了迷走神经，消除了神经性胃酸分泌。

（2）消除了由迷走神经引起的促胃液素分泌。胃迷走神经切断术几经进展，现多采用高选择性迷走神经切断术（又称壁细胞迷走神经切断术）。该术仅切断胃近端支配胃体、胃底部壁细胞的迷走神经，而保留胃窦部的迷走神经，从而在消除神经性胃酸分泌的同时不会引起胃潴留，不需附加引流性手术。

目前，胃迷走神经切断术一般适用于无并发症的十二指肠溃疡。

第二节　胃十二指肠溃疡急性穿孔

胃十二指肠溃疡急性穿孔（acute perforation of gastroduodenal ulcer）是胃十二指肠溃疡常见的严重并发症，也是临床最常见的急腹症之一。

一、病因与病理

穿孔多发生在慢性溃疡的活动期，但急性溃疡穿孔也可占20%以上。穿孔多位于幽门附近的胃十二指肠前壁，尤以十二指肠壶腹部前壁偏小弯侧为最多见。绝大多数为单个穿孔。

恶变的胃溃疡及胃癌发生急性游离穿孔的比例约占穿孔病例的1%～5%。

溃疡穿孔后，立即表现为急性弥漫性腹膜炎，初期为化学性的，数小时后发展为化脓性的。临床症状及体征的严重程度与外漏入腹腔的胃肠内容量有关。

二、诊断

（一）临床表现

1.80%～90%的患者有溃疡病史，近期有溃疡病症状加重史。

2.突发上腹剧烈疼痛，很快扩散到全腹。常伴有恶心、呕吐。

3.常有面色苍白、出冷汗、肢端发冷等休克症状。

4.全腹压痛及反跳痛，以上腹最为明显。腹肌强直（板状腹）。

5.腹式呼吸消失，肝浊音界缩小或消失，肠鸣音消失。渗液达500 mL以上时可有移动性浊音。

（二）辅助检查

1.白细胞计数总数增多，中性粒细胞比例升高。血淀粉酶可轻度升高。

2.站立位腹部透视或平片约80%患者可见单侧或双侧膈下线状、新月状游离气体影。

3.腹部B超可发现腹腔积液。

4.腹腔穿刺可获胆汁着色液或脓性液体。

（三）鉴别诊断

1.急性胰腺炎　主要从现病史、气腹征、腹膜刺激征的严重程度、血尿淀粉酶测定等方面鉴别。

2.急性阑尾炎　胃十二指肠穿孔外溢的内容物可循右结肠旁沟流聚于右下腹，引起与急性阑尾炎相似的右下腹疼痛和压痛。鉴别要点为现病史、腹部体征、气腹征等。

三、治疗

（一）非手术治疗

1.适应证

（1）症状较轻，一般情况较好的单纯性空腹小穿孔。

（2）穿孔已超过48小时，症状较轻，腹膜炎较局限，估计穿孔已自行粘堵者。

2.治疗措施

（1）禁食、胃肠减压。

（2）输液及抗生素。

（3）可配合针刺等中医药疗法。

（4）密切观察：若治疗6～8小时后，症状、体征不见好转反而加重，应立即改用手术治疗。

（二）手术治疗

1.单纯穿孔缝合术　适用于穿孔时间较长、腹腔污染重、继发感染重及一般情况差不能耐受复杂手术者。

2.胃大部切除术　适用于穿孔时间在12小时之内，腹腔内炎症及胃十二指肠壁水肿较轻，一般情况较好，且溃疡本身有较强的根除指征（如幽门梗阻、出血、恶变可能、胼胝性溃疡、顽固性溃疡等）者。

3.迷走神经切断加胃窦切除、穿孔缝合加高选择性迷走神经切断术等术式可视术者经验选用。

术中将腹腔积液尽量清除干净，并用生理盐水做腹腔冲洗（积液较局限时可不冲洗）。一般不需放置引流，但腹腔感染严重或穿孔修补不满意时应放置引流。

（三）术后处理

术后处理同溃疡病胃大部切除，但应视腹腔感染程度适当延长禁食及胃肠减压时间。

第三节　胃十二指肠溃疡瘢痕性幽门梗阻

十二指肠壶腹部溃疡和胃幽门管溃疡的反复发作及修复所形成的瘢痕收缩可致胃出口梗阻。本症为胃十二指肠手术治疗的绝对适应证，约占溃疡病手术的10%。

一、病因与病理

梗阻的发生包括三种病理机制：

1.幽门痉　溃疡活动期幽门括约肌的反射性痉挛。

2.幽门水肿　溃疡活动期溃疡周围炎性充血水肿。

3.瘢痕收缩　溃疡修复过程中瘢痕的形成及其收缩，并也可因前两种因素同时存在而加重。

十二指肠溃疡后致的瘢痕性幽门梗阻远较胃溃疡为多见。

瘢痕性幽门梗阻的病理结果为胃壁的代偿性肥厚及胃腔的扩大；主要的病理生理后果为低氯低钾性碱中毒。

二、诊断

（一）临床表现

1.突出的症状为呕吐，呕吐的特点为朝食暮吐、呕吐宿食。呕吐量大，一次可达1～2L；呕吐物有酸臭味；吐后自觉舒适，常有患者自行诱吐以缓解上腹胀满之苦。

2.体征　胃潴留的体征为上腹膨隆，可见胃型及胃蠕动波，可引出胃振水音。长期梗阻者可有消瘦，乏力，皮肤干燥、弹性消失，便秘，尿少等营养不良及失水体征。

3.合并碱中毒、低钙时，耳前叩指试验（Chvostek征）和上臂压迫试验（Trousseau征）可为阳性。

（二）辅助检查

1.胃镜检查　胃腔空腹潴留液增多，甚至可见残存宿食；幽门变形及变窄，镜管不能通过。

2.X线钡餐检查　胃高度扩大，胃张力减低，钡剂入胃后即下沉。若数小时后胃内仍有25%以上的残留钡剂，诊断即可成立。

（三）鉴别诊断

1.胃癌所致胃出口梗阻　病程较短，胃扩张程度较轻，胃型、胃蠕动波少见；多可触及肿块；胃镜及钡餐检查可资鉴别。

2.十二指肠壶腹部以下梗阻性病变　十二指肠肿瘤、十二指肠瘀滞症等所致的十二指肠梗阻，呕吐物中多含有胆汁。X线钡餐可确立梗阻部位。

3.胃黏膜脱垂症、胃石症等均应在鉴别诊断时考虑。

三、治疗

（一）非手术疗法

非手术疗法适于因活动性溃疡并发幽门水肿及痉挛所致的幽门梗阻或为手术治疗做准备：

1.禁食，胃肠减压，必要时温生理盐水洗胃3～7天。

2.抗酸、解痉及胃动力药物。

3.纠正水、电解质失衡。

4.全肠外营养支持及适量输血。

（二）手术疗法

1.胃大部切除术　适用于胃酸高、溃疡疼痛症状较重的年轻患者。

2.胃窦切除加迷走神经切断术及幽门成形加迷走神经切断术　可按术者经验选用。

3.胃空肠吻合术　适用于年老体弱、全身情况差者。

第四节 急性胃黏膜病变

急性胃黏膜病变指位于胃十二指肠的急性表浅性黏膜糜烂和溃疡。由于其定义一直存在争议，故有多种不同的名称：如应激性溃疡综合征、急性消化性溃疡、糜烂性胃炎、出血性胃炎、Curling溃疡（继发于烧伤）、Cushing溃疡（继发于脑外伤）等。纤维胃镜广泛应用以来，发现急性胃黏膜病变并不少见，可占上消化道出血临床病例的20%～25%。

一、病因与病理

急性胃黏膜病变好发于严重创伤、大面积烧伤、全身性化脓性感染、持续性低血压、休克、慢性肺功能衰竭、多器官衰竭等危重病症；也常见于服用非激素性抗炎药，如阿司匹林、吲哚美辛，以及乙醇或大量、长期应用肾上腺皮质激素的患者。

急性胃黏膜病变的典型病理改变包括两类：病变未侵及黏肌层的黏膜缺损（糜烂）和病变深度超过黏膜肌层的急性溃疡。

继发于严重外伤、有并发症的大手术后、慢性严重疾病者，多发生在胃体和胃底部呈多数黏膜糜烂或表浅溃疡；继发于脑外伤者，好发部位可从食管、胃到十二指肠；大面积烧伤者，则多出现单个或多个的胃十二指肠急性溃疡；在服用非激素性抗炎药，如阿司匹林、吲哚美辛等之后的病变多位于胃小弯。溃疡一般较小，多在1.0cm以下。

发病机制与胃黏膜缺血、胃酸分泌过多、胆汁反流、药物等因素所致的胃黏膜屏障损害有关，多种神经、体液因素参与发病；不同诱因所致的发病及病变也不尽一致。

二、诊断

突出的临床表现为在严重外伤、烧伤、大手术或严重疾病过程中，突然发生上消化道大出血或出现急性腹痛和腹膜炎症状。大出血穿孔者，此类出血常不伴有腹痛，且多呈间歇性。

由于溃疡表浅，胃十二指肠钡餐检查阳性率仅约5%～10%。纤维胃镜可明确病变性质及范围，并可确定出血的部位。在纤维胃镜不能确诊情况下，可考虑做选择性胃左动脉造影。

三、治疗

（一）非手术治疗

1.积极治疗原发疾病，预防急性胃黏膜病变的发生　纠正缺水；纠正凝血机制紊乱；输新鲜血；常规应用H_2受体拮抗药；抽空胃液和反流的胆汁，必要时应用抗酸药物以中和胃酸；慎用可以诱发急性胃黏膜病变的药物，如阿司匹林、肾上腺皮质激素等；应用大量的维生素A、生长抑制素和全肠外营养治疗等。

2.已经发生胃肠道出血时的治疗措施

（1）输血。

（2）持续胃肠吸引。

（3）给抗酸药物、H_2受体拮抗药。

（4）止血药。

（5）用冰盐水洗胃有较好的止血作用。

（6）有条件时，可采用选择性动脉插管（胃左动脉、肠系膜上动脉）行神经垂体升压素灌注疗法。

（二）手术治疗

如经过积极非手术治疗出血仍不能止住和（或）并有消化道穿孔时，应迅速采用手术疗法。如溃疡位于胃近侧或十二指肠，可选用缝合止血后做迷走神经切断加胃空肠吻合术；如溃疡位于胃远侧，可选用迷走神经切断加胃窦切除术，也可做胃大部切除术。全胃切除术仅限于大片黏膜的广泛出血，而第一次手术又未能止血者，穿孔可采用单纯缝合手术。

第五节　复发性溃疡

溃疡复发是胃部分切除术的重要并发症。因其多见于吻合口之空肠侧，故多称为吻合口空肠溃疡或吻合口溃疡，也有称之为边缘性溃疡者。

一、病因与病理

复发溃疡可早于术后1个月之内，亦可迟至术后10余年后；然多于术后2年之内出现。

溃疡多为圆形或椭圆形。最多见于吻合口对侧的空肠壁，其次为吻合口边缘空肠侧，胃壁上的复发少见。

复发溃疡易并发出血、穿孔。尤其是慢性穿透多见，由此并发胃－空肠－结肠瘘，甚或外瘘。

胃酸过多仍是溃疡复发的基本因素，其原因可为：

1.手术方法或技术上的欠缺：

（1）单纯胃空肠吻合术。

（2）胃切除量不足。

（3）溃疡旷置法（Bancr of）残留胃窦黏膜。

（4）空肠输入袢过长，输入输出袢间的侧－侧吻合（Braun吻合），胃空肠Y式吻合。

（5）迷走神经切断术加胃空肠吻合或半胃切除术时迷走神经切断不完全。

2.患者的强溃疡素质。

3.促胃液素瘤（Zollinger–Ellison综合征）、多发性内分泌腺瘤病等。

二、诊断

（一）临床表现

1.上腹疼痛　疼痛较重（尤其是夜间）但部位与胃十二指肠溃疡不同，也多无节律性。

2.并发症多见

（1）出血多表现为柏油样便或大便潜血强阳性；多有贫血症状。

（2）穿孔常见为慢性穿孔，与邻近器官愈合形成炎性肿块，甚或穿透形成内瘘或外瘘。急性游离穿孔偶见。

（3）胃空肠结肠瘘腹泻，粪便中含未消化食物及脂肪滴增多，嗳气时有粪臭味，呕吐物可含粪渣，极度消瘦。

（二）辅助检查

1.X线检查　钡餐检查虽溃疡龛影的显现率不太高，但多数病例可见吻合口周边的缩窄、排空障碍等。钡剂灌肠是确诊胃－空肠－结肠瘘的最可靠方法，钡剂在外部压力的推送下，易于经小瘘孔由横结肠进入胃和（或）空肠。

2.胃镜检查　除可见吻合口周边的充血、水肿、糜烂等病变外，多数病例还可直接看到溃疡。

3.血清促胃液素测定　空腹血清促胃液素＞1000 ng/L（1000 pg/mL），可确诊为促胃液素瘤。可疑病例可进一步做胰泌素刺激试验。

4.胃放射性核素扫描：胃黏膜有浓集^{99m}TC的特性。若原十二指肠残端部位有^{99m}TC积聚，则提示有胃窦黏膜的残留。

三、治疗

（一）非手术疗法

原手术方式方法无不当之处、症状较轻或年龄较大、无严重并发症者，可先行内科治疗（按胃十二指肠溃疡病治疗）。

（二）手术治疗

1.手术指征

（1）原术式或操作方法有缺陷。

（2）有出血、穿孔、内瘘等严重并发症。

（3）有其他致溃疡因素存在。

2.手术方式　取决于前次手术方法、复发溃疡的范围及部位、有无致溃疡损害及患者的状况等。

（1）原单纯胃空肠吻合术：可加做胃迷走神经切断术或改做胃大部切除术。

（2）切除范围不足：再行胃部分切除术。

（3）胃窦黏膜残留：十二指肠残端胃窦黏膜切除。

（4）原迷走神经切断术：改做胃大部切除术或再次彻底的迷走神经切断术。

（5）促胃液素瘤：全胃切除术。

第六节　倾倒综合征

倾倒综合征（dumping syndrome）是胃大部切除术和各式迷走神经切断术附加引流性手术后常见的并发症。由于判断倾倒综合征的标准不一，因而各家所报道的发生率亦相距甚远，为5%～75%不等。

一、病因机制

倾倒综合征的发病机制至今未能完全阐明，比较一致的看法是多种因素的综合作用。其中幽门功能的缺失是发病的根本原因，多种物理、化学因素（诸如血容量、渗透压、酸碱度、肠管膨胀等）和胃肠道激素及生理活性物质（诸如5-羟色胺、激肽、血管活性肠肽、胰岛素、肠高血糖素、神经降压素、抑胃肽、胃动素、P物质等）均可能与发病有关。

胃窦-十二指肠通道即幽门前胃窦、幽门和十二指肠壶腹部，被认为是一个统一的功能单位，幽门的宽窄改变亦即舒缩活动是这三者相互协调的结果。胃排空的调节是相当复杂的。食物的稀稠、粗细、成分（含糖、蛋白质、脂肪的比例），胃内容的体积、渗透压、酸碱度及成分比例等均是影响胃排空速度的因素。食物在胃内消化时所引起的胃运动是产生胃内压亦即胃排空原动力的根本因素，而十二指肠接受排出的食糜后所引起的对胃运动的抑制是实现胃排空调节的主要方面，它具有自动控制（包括神经及体液两条途径的反馈调节）的性质。丧失幽门功能之后，几乎所有的病患者都或多或少、或早或晚出现过倾倒的症状。但仅其中的5%需就医，而就医者中亦仅有1/5的病例需要治疗。即便是症状较重者，亦会在一般的对症处理下逐渐缓解。

倾倒综合征实际上是机体在丧失幽门功能后生理上适应新的胃肠通道的过程中所出现的反映在神经系统和消化系统上的一组综合征。这种适应反应发生的强度和适应过程快慢的个体差异是相当大的，国人胃术后倾倒综合征的发病就远小于欧美地区。这两者之间的不同组合即构成临床倾倒综合征症状或轻或重、病程或长或短等各种不同的、多变的病象。

倾倒综合征的防治根本在于尽量保留或恢复幽门的功能。至于发病机制中涉及的物理、化学因素和胃肠道激素及生理活性物质可能远不止目前所揭示的那些，现今还无法对这类因素进行有效的调控。

二、诊断

根据患者胃手术史和餐后出现典型的倾倒症状多可明确诊断。症状可分为消化道症状和全身症状两大类，前者有腹部不适、恶心、呕吐、腹胀、腹痛、腹泻等，后者如乏力、头晕、头痛、心慌、虚汗、气短甚至虚脱等。

对症状不典型者是否有必要做倾倒综合征激惹试验加以证实，意见并不一致。空腹口服50%葡萄糖溶液200 mL是一种非生理性的强刺激，其所诱发的较强反应并不能反映患者的一般发病情况。

应用放射性核素观察残胃的排空情况，有助于确定排空异常的类型，以指导治疗方式的选择。

三、治疗

（一）一般治疗

1.体位　餐后适当平卧休息，减少活动，避免因重力作用食物过快从残胃进入小肠。

2.饮食　注意饮食的调节，逐渐增加食量，给予多次少量的高脂、低糖、含水分少的半固体食物，以增加食物的黏滞度，避免流质及含糖、盐较多的饮食。同时养成进餐半小时以后饮水的习惯。每餐给予10～15g果糖可防止出现低血糖症状（果糖的凝胶特性可增加肠内容的黏滞度而延缓糖的吸收）。

3.支持疗法　对病情严重者应加强支持疗法。根据血生化结果，维持患者水、电解质平衡和酸碱平衡，必要时予以营养治疗。

4.心理治疗　神经精神因素对倾倒综合征的发生是很重要的，倾倒综合征患者术前精神状态多属于兴奋型或紧张型。有必要对患者进行耐心的病情解释工作，使患者能正确认识自己所患的疾病，树立信心与医生配合治疗。适当的心理暗示治疗或许亦有意想不到的效果。对此类情感不稳定型的溃疡病患者选择手术治疗时应从严掌握。

（二）药物治疗

药物治疗对减轻发作的症状有辅助治疗作用。X线钡餐检查证明输出段肠蠕动特别亢进者，可辅用解痉药物，如颠茄类；有时应用抗组胺药或5-羟色胺拮抗剂赛庚啶、利血平等亦可有缓解症状的效果。干扰糖代谢的药物[甲苯磺丁脲（甲糖宁）、α-糖苷水解酶等]、有延缓胃排空作用的甲氧果胶以及生长抑素（somatostatin）等亦已试用于临床。

（三）手术治疗

倾倒综合征是极有可能随着时间的推移而自愈的疾病，因此手术适应证的掌握必须十分慎重，仅宜用于极少数经较长时间非手术治疗而症状仍较严重的患者。

1.将BillrothⅡ式吻合改为Billroth Ⅰ式吻合　使食物经过十二指肠与胆汁及胰液充分混合，并在十二指肠有一段滞留时间，倾倒综合征的发生率可显著降低。

2.空肠间置、倒置手术　采用顺蠕动或逆蠕动空肠袢间置于胃十二指肠之间，使食物在残胃滞留时间延长。选用顺蠕动空肠袢有肠段长度限制不太严格，有时甚至可直接利用原输出袢转接至十二指肠残端上以简化手术操作的优点。在输出袢40cm以远处倒置一段肠管与逆蠕动空肠袢胃十二指肠间位置一样，这段肠管的长度必须严格控制在10cm，过短无效，过长则有发生梗阻可能。

3.Roux-Y吻合　对于严重倾倒综合征患者，可试用残胃空肠Roux-Y吻合。其作用机制尚未完全明了，除可延缓胃的排空外，胃空肠Y型吻合将使食物直接进入中段空肠，避免了糖在十二指肠和上段空肠（糖分解吸收的主要部位）的过分吸收而防止倾倒综合征的发生。

第七节　反流性胃炎

因幽门功能不全或幽门功能缺失以致胆汁反流入胃而引起的胃炎称反流性胃炎（reflux gastritis），因反流液为碱性，故又称碱性反流性胃炎（alkaline reflux gastritis）。胃切除术后的慢性浅表性或萎缩性胃炎大多与胆汁反流有关，从而成为一个日益令人关注的临床问题。

一、病因与病理

主要致病因素为反流入胃的胆汁中的胆酸，它可溶解胃黏膜屏障结构的重要组成成分——脂蛋白层，致使氢离子易于进入胃黏膜而造成损伤。另外，反流液中的胰液成分与胆酸的损害有协同作用。

反流性胃炎的黏膜损害多表现为充血、水肿、糜烂、点片状出血等。

二、诊断

（一）临床表现

1.中上腹或胸骨后烧灼样疼痛，餐后疼痛加重，服抗酸剂无效。

2.胆汁性呕吐，吐后症状并无缓解。

3.明显消瘦，并有贫血。

（二）辅助检查

1.胃液分析　示胃酸缺乏。

2.胃镜检查　示慢性萎缩性胃炎。

三、治疗

（一）非手术治疗

1.甲氧氯普胺、多潘立酮、西沙必利（cisapride）等胃动力药可促进胃排空并有减少胆汁和胰液分泌作用。

2.考来烯胺（cholestyramine）可与胃中胆盐结合并加快其清除，但长期应用应注意补充脂溶性维生素。

3.H_2受体拮抗药可减少胃酸分泌及促进胆酸的分解。

4.抗酸解痉药等也可试用。

5.肠外营养治疗除能纠正营养不良外，还有抑制胆汁和胰液分泌的作用。

（二）手术治疗

1.输入袢与输出袢间吻合　手术简便但效果较差，对肠襻粘连严重者有一定的实用价值。

2.Billroth Ⅱ式吻合改为Billroth Ⅰ式吻合　部分病例效果并不理想。

3.顺蠕动Henley肠袢间置　取一长20～25 cm的空肠襻间置于胃与十二指肠之间。

4.Roux-Y式转流　效果较为确切。对于原为Billroth Ⅱ吻合且输入袢较长者，Tunner-19式转流更为简便。

第八节　胃嗜酸性肉芽肿

胃嗜酸性肉芽肿（eosinophilic granuloma）于1937年由Kaizsen首次报道，临床上并不罕见，约占所有送检胃病理标本的1%。

一、病因与病理

有关胃嗜酸性肉芽肿的发病因素包括：

1.过敏反应　病变中有大量嗜酸粒细胞浸润；约50%的患者有过敏史（荨麻疹、花粉症、支气管哮喘等）；部分病例末梢血中嗜酸粒细胞增多，病变切除后又可恢复正常；肾上腺皮质激素药物治疗有效。

2.异物反应　本病常合并溃疡，并有异物肉芽肿病理改变；将食物或药物注入胃黏膜下，曾引起与本病相似的病变。

3.炎症　在组织学上肉芽肿组织区有急性和慢性炎性细胞浸润。

4.遗传因素　曾有报道同胞兄妹均患胃嗜酸性肉芽肿。

5.与真菌感染有关　不少文献报道，胃嗜酸性肉芽肿病例近80%病理证实合并有真菌感染。也有人认为，本病系胃溃疡合并真菌感染所致。

有关胃嗜酸性肉芽肿的病理：

病变早期肉芽肿内充满细胞成分，并有大量嗜酸粒细胞浸润，后期嗜酸粒细胞减少，但呈弥漫性分布，且纤维组织增多；淋巴细胞、浆细胞浸润并有淋巴滤泡形成；组织内血管壁增厚，小动脉内皮细胞增生，甚至出现血浆渗出和纤维素样变性；病变易于形成包块及合并深大的溃疡。

二、诊断

（一）临床表现

1.本病无特殊症状，多数病程较长。早期可有类似于胃十二指肠溃疡的上腹疼痛、黑便；后期则因上腹包块、柏油样便甚至呕血而与胃癌混淆。

2.部分病例可有过敏病史及过敏性疾病史。

3.尽管病程冗长，但无明显消瘦等恶病质表现。

（二）辅助检查

1.末梢血嗜酸粒细胞计数可有明显升高。

2.胃镜检查可直接窥视至胃内肿块、溃疡，但活检阳性率低。

3.X线钡餐对本病的诊断率较高。深大的腔外龛影、肿块虽大，但周边胃壁无受侵僵硬征象等有助于与胃癌鉴别。

四、治疗

本病常因上消化道出血、上腹肿块而接受外科治疗。由于术前误诊率很高，因而术中准确判断病变的性质、确立正确的手术原则至关重要。一方面是要避免无谓地扩大切除范围，另一方面也要避免因肿块巨大及向胰腺、肝脏穿透而放弃切除。结合病灶及腹腔探查的发现和术前病史体征及胃镜、X线检查结果综合分析，多数病例可获得正确的治疗。

第九节　胃良性肿瘤

胃良性肿瘤并不多见，约占胃肿瘤的3%。发生临床症状的胃良性肿瘤则更为少见，大半是在X线钡餐或胃镜检查时无意中发现的。

一、病理

按其组织发生可分为两大类：一类为源自胃黏膜上皮组织的腺瘤或息肉样腺瘤，另一类为来自胃壁间叶组织的平滑肌瘤、纤维瘤、血管瘤、脂肪瘤、神经纤维瘤和神经鞘膜瘤等。

胃腺瘤或息肉样腺瘤常称为胃息肉。但应注意胃息肉可分为真性和假性两种。只有源自胃黏膜上皮组织的腺瘤或息肉样腺瘤才是属于肿瘤性增生、有恶变倾向的真性息肉；而那些炎性增生所形成的息肉样病变称为假性息肉。Peutz-Jeghers综合征在胃内见到的息肉属错构瘤。

胃良性肿瘤可发生在胃的任何部位，但多见于胃窦。多数为单发，但多发者亦不少见；胃息肉症则大小不等的息肉充斥全部胃黏膜。

胃良性肿瘤的继发性病理改变有出血、溃疡、癌变（大于2cm的肿块尤其危险性大）等。

二、诊断

（一）临床表现

胃良性肿瘤临床上常无症状。症状的有无及轻重决定于并发症的严重程度，而并发症的发生又决定于肿瘤的大小、部位及表面状况。除一般的上腹部不适、疼痛外，较多见的症状为出血，虽多为慢性小量出血，但也可发生急性大出血。位于贲门或幽门附近且面积较大者可出现梗阻症状；若为长蒂息肉则可因息肉滑入及退出胃幽门管而表现为发作性的幽门痉挛或梗阻症状。巨大的平滑肌瘤等可在体检时触及上腹肿块。

（二）辅助检查

1.X线钡餐　胃内可发现圆形或卵圆形充盈缺损，外形整齐，边缘清楚；若合并溃疡形成则可见龛影；阴影带蒂，则阴影可以移动。

2.胃镜检查　可直接观察到肿瘤的形态；多点活检有助于确定有无早期恶变。

三、治疗

小的无症状的息肉需定期随诊，如息肉引起症状或大于2cm时应予以切除。

手术方式视肿瘤的性质及部位而定。可供选择的术式包括胃切开带蒂息肉连同基底黏膜的广泛切除、胃楔形切除、远侧或近侧的胃部分或大部切除甚至全胃切除。

第十节　胃癌

胃癌（gastric carcinoma）是消化道最常见的肿瘤。发病年龄高峰为40～60岁，但

40岁以下仍占15%～20%。男女性别比约3：1。

一、病因与病理

（一）病因

胃癌的发生与多种因素有关，如种族、遗传、环境水土、生活饮食习性等内在或外在的因素；近年来，还发现幽门螺杆菌是胃癌发生的重要因素。

某些疾病被认为是胃癌发生的癌前状态，如胃息肉、胃溃疡、慢性萎缩性胃炎、胃酸缺乏症、恶性贫血等。

（二）病理

1.术语定义

早期胃癌：指所有局限于黏膜或黏膜下层的胃癌，而不论其是否有淋巴结转移。

小胃癌：癌灶直径6～10 mm。

微小胃癌：癌灶直径在5 mm以下。

进展期胃癌：癌肿浸润深度达肌层以外的胃癌。

2.部位

胃癌可发生于胃的任何部位，最多见于胃窦部，其次为胃小弯、贲门部，胃大弯和前壁较少见。

3.大体类型

（1）早期胃癌

Ⅰ型：隆起型；

Ⅱ型：浅表型（Ⅱa、Ⅱb、Ⅱc）；

Ⅲ型：凹陷型；

混合型：Ⅱa+Ⅱc、Ⅱb+Ⅲc等。

（2）进展期胃癌Borrmann分类

1）Borrmann Ⅰ型（肿块型）：

a.肿瘤向胃腔内生长，呈息肉状或蕈伞状，表面常伴溃疡。

b.生长缓慢，病变较局限，转移较晚。

c.老年人占进展期胃癌的10%左右。

2）Borrmann Ⅱ型（局限溃疡型）：

癌肿中央明显凹陷，溃疡底部不平，边缘呈不规则隆起。

3）有时隆起呈围堤状而无周围浸润，称为Borrmann Ⅱ型。

是进展期胃癌中最常见的类型，老年人此型胃癌最常见（约占50%）。

4）Borrmann Ⅲ型（浸润溃疡型）：

a.溃疡边界不清，并向四周浸润。

b.恶性程度较高，转移较早。

5）Borrmann Ⅳ型（弥漫浸润型）：

a.癌肿沿胃壁各层全周性浸润生长，边界不清。

b.胃壁增厚变硬，胃腔缩窄，形似皮革胃。

C.恶性度最高，淋巴转移早，占老年胃癌的15%左右。

4.组织学分类

胃癌绝大多数为腺癌，依分化程度的高低，可分为：

（1）高分化腺癌，包括乳头状腺癌、管状腺癌。

（2）低分化腺癌。

（3）黏液腺癌（印戒细胞癌）。

（4）未分化癌。

（5）胃癌尚有腺鳞癌、鳞状细胞癌、类癌等少见组织学类型。

5.临床病理分期

胃癌的临床病理分期国际上通用的为国际抗癌联盟（IUCC）的TNM分期及日本《胃癌处理规约》提出的类似于TNM分期的分期方法。两者的区别在于淋巴结转移情况记录方法。日本的传统方法是将胃周淋巴结分成下列各组：①贲门右区。②贲门左区。③沿胃小湾。④沿胃大湾。⑤幽门上区。⑥幽门下区。⑦胃左动脉干周围。⑧肝总动脉周围。⑨腹腔动脉周围。⑩脾门。⑪脾动脉干周围。⑫肝十二指肠韧带内。⑬胰头十二指肠后。⑭肠系膜血管根部。⑮结肠中动脉周围。⑯腹主动脉旁。再根据癌灶的部位，将淋巴结分为三站，各站淋巴结转移依次记录为N_1、N_2、N_3。

三、临床表现

胃癌早期仅有一些不明确的上消化道症状，如上腹隐痛不适、嗳气反酸、食欲减退、轻度贫血等。随着病情进展，上腹疼痛、食欲缺乏、消瘦等症状渐加重。靠近幽门或贲门的癌灶增长到一定程度，可出现幽门或贲门梗阻的表现。此期尚可发生上消化道大出血、穿孔的并发症。病程的晚期可见局部肿块、腹水、锁骨上淋巴结肿大、恶病质等。

体检在早期多无特殊发现。胃窦部进展期癌有时可触及肿块。晚期其他脏器的严重转移各具相应的体征，如肝脏肿块、腹水征、直肠前凹肿块等。

四、诊断

现今，胃癌的诊断问题集中于两个方面：一是争取尽早获得诊断；二是尽量获得较全面的肿瘤生物学特征资料，以供制订治疗方案参考。

（一）胃癌早期诊断要点

1.对40岁以上近期出现不明确的上消化道症状，或已往的溃疡病症状加重或规律性改变者，应做进一步检查。

2.对患有胃息肉、胃溃疡、慢性萎缩性胃炎、胃酸缺乏症、恶性贫血等胃癌前期病变者，应定期随诊。

3.综合应用纤维胃镜、胃十二指肠低张精细钡剂造影、胃液细胞学检查等三项检查，提高早期胃癌诊断率。

（二）完整诊断资料的搜集

1.纤维胃镜检查　明确病灶的部位、大小、大体形态。同时做多点活检，获取组织学分类及分化程度、生长方式等方面资料。有条件时做超声胃镜检查，可进一步了解肿瘤的浸润深度及胃周淋巴结肿大情况。

2.胃十二指肠钡剂造影　与胃镜资料结合，明确病灶的部位、大小、大体形态，并可观察胃及肿块的活动度。若胃及肿块随呼吸运动可上下移动达一个锥体以上，则病灶的切除可能性极大。

3.腹部B超检查　了解肝、胰、脾、腹膜后淋巴结等有无转移征象，有无腹水。

4.胸部X线片　除外肺转移。

5.直肠指诊　了解直肠前凹及卵巢有无转移结节。

6.腹腔镜检　可了解腹内胃外浸润、转移、种植等情况。对某些病程较晚病例有免除单纯剖腹探查之效。

五、治疗

（一）手术治疗

1.手术指征　当今的肿瘤减瘤方法以手术切除最有效。因此，除部分早期胃癌外，只要患者全身情况许可，无严重心、肺、肝、肾疾病，能耐受麻醉及手术者，均应剖腹探查。不应将远处转移视为剖腹探查的绝对禁忌证。同理，术中只要局部解剖条件许可，应力争将原发癌灶切除。根治性切除则应进一步满足下列条件：

（1）无腹外远位转移。

（2）无腹内广泛转移（如肝内多发性转移结节）或种植（腹膜的广泛种植）。

（3）胃周的浸润、转移、种植灶能借联合脏器切除达到根治目的。

（4）患者全身情况能耐受此侵袭性较大的根治性手术。对无法切除的病例，可视需要及条件选择胃空肠吻合、胃或空肠的营养性造口等姑息性手术。

2.术前准备　除按剖腹术常规准备外，要注重纠正贫血、低蛋白血症、营养及水、电解质失衡。合并有胃出口梗阻者按幽门梗阻准备。常规做结肠手术准备。

3.手术方式　除部分早期胃癌可选择经胃镜切除或胃楔形切除术，胃癌的基本手术方式为远端胃大部切除、近端胃部分切除、全胃切除，视癌肿的部位及根治的要求选择。

4.根治手术原则　根治包括原发癌灶的切除、区域淋巴结的清扫及腹腔脱落癌细胞的处理这三个关键部分。原发癌灶切除的“安全边缘”视癌肿的分化程度及周边浸润情况在3～8cm之间选择。幽门窦部癌十二指肠应切到幽门下3～5cm，而胃底贲门部癌下段食管需切除5cm以上。淋巴结的清扫以第二站（D_2）为基准，为此必须将胃肠腹膜组织（包括大小网膜、肝十二指肠韧带和横结肠系膜前叶、胰腺被膜）剥离以显露这些淋巴结所附着的血管的根部。必要时还可追加部分第三站淋巴结的清除。必须重视防止医源性腹内扩散：术毕用蒸馏水或温热盐水（45℃）冲洗腹腔2次，置入卡铂100～200mg。

5.术后处理　参照胃大部切除术或全胃切除术处理。

（二）术后辅助治疗

1.化疗　常用药物为5-氟尿嘧啶（5-FU）、丝裂霉素（MMC）、多柔比星（ADM），口服药现多用5-Fu的第2、3代制剂替加氟（FT-207，替加氟）、嘧福禄（mifulal）。具体药物及疗程的选择应视肿瘤的生物学特征、病程的早晚及手术的根治程度而个体化。

2.放疗　对残留的腹膜后淋巴结转移灶等可选用适量的外照射。

3.免疫治疗　目前胃癌的免疫治疗还处于试验阶段。肿瘤坏死因子、白细胞介素Ⅱ、0K-432、胞必佳等使用较多。

第十一节　胃肉瘤

胃肉瘤较少见，约占胃恶性肿瘤的1%～3%。平均发病年龄较胃癌年轻。其中较多见的为恶性淋巴瘤、平滑肌肉瘤，其次为神经纤维肉瘤，黏液肉瘤、纤维肉瘤、血管肉瘤、恶性神经鞘瘤等均极少见。

【胃恶性淋巴瘤】

胃恶性淋巴瘤系原发于胃壁内淋巴滤泡的恶性肿瘤。发病率约占胃肉瘤的70%～80%，占消化道原发恶性淋巴瘤的1/3。男性发病稍多于女性，平均发病年龄43岁左右。

一、病理

胃恶性淋巴瘤好发于胃体小弯侧和后壁。多发性病灶亦不少见。肿瘤早期渐在胃壁内向四周浸润，黏膜和浆膜仅有隆起而表面完整，后期则广泛地浸润胃壁，并突破胃壁全层，形成一大片浅溃疡。其扩散途径主要为直接浸润（局部浸润很少越过幽门或贲门）与淋巴结转移。

胃恶性淋巴瘤的大体分型：肿块型、溃疡型、浸润型、结节型、混合型，临床以混合型最为多见。

胃恶性淋巴瘤组织学上可分为霍奇金（Hodgkin）及非霍奇金淋巴瘤两大类，以后者为多见。组织学上需注意鉴别的有假性淋巴瘤（反应性淋巴细胞增殖）和未分化型胃腺癌。

二、诊断

（一）临床表现

临床主要症状有：

1.上腹部不适，类似消化性溃疡的疼痛，但无明显的节律性，伴有嗳气、恶心和食欲缺乏等症状。

2.约1/3患者可扪及上腹部肿块。

3.消瘦。

4.晚期病例多有黑便。

5.少数患者可有发热。

（二）特殊检查

1.X线钡餐检查　为诊断胃恶性淋巴瘤的主要方法。特征性影像为胃黏膜像呈一片多发的不规则的结节性改变（多个圆形不规则的充盈缺损）；其他多见的表现尚有大而浅的溃疡（龛影），肥大的黏膜皱襞，胃壁增厚、僵硬，但蠕动尚能通过等。

2.胃镜检查　早期可见局限性或多发性黏膜下肿块；稍晚则多见表面有糜烂、出血或坏死及多发性浅表溃疡等。活检阳性率低，其原因一是取材深度常不够，二是淋巴瘤常难凭少量组织确诊。

（三）鉴别诊断

1.与胃癌鉴别要点

（1）平均发病年龄较胃癌年轻。

（2）病程较长而全身情况较好。

（3）梗阻和贫血症状较少见。

（4）肿瘤较大而淋巴转移等较同样大小胃癌为轻。

（5）肿块质地较软，切面偏红。

（6）肿瘤表面的黏膜往往未完全破坏。

2.原发性与继发性胃恶性淋巴瘤鉴别要点

（1）无浅表淋巴结肿大。

（2）血白细胞计数及分类正常。

（3）胸片中纵隔无肿大淋巴结。

（4）肝、脾正常。

（5）术中发现除胃及区域淋巴结受累外，常无肠系膜淋巴结等其他组织受侵犯。

三、治疗

（一）治疗方案选择

分期及临床病理治疗方案

Ⅰ病变局限于胃手术：放疗局部及区域淋巴结；

Ⅱ病变在胃，并波及区域手术淋巴结：放疗局部及区域淋巴结化疗；

Ⅲ病变已波及膈肌上、下手术；

Ⅳ病变已广泛扩散化疗残存病变处放疗。

（二）手术治疗

切除范围与胃癌相似，但应注意其在胃壁内的浸润范围常较远，谨防切端肿瘤残留。对较大的肿块也不应轻易放弃切除，因其向周围组织的浸润远较胃癌为轻。对不能切除的肿块尚有经化疗或放疗后再次手术切除的可能。

【胃平滑肌肉瘤】

胃平滑肌肉瘤较少见，约占胃肉瘤的20%。多数为原发恶性，少数为良性恶变所致。

一、病理

多发于胃近侧1/2。病变多为大小不一的球形或半球形、结节状或分叶状肿块，质地坚韧。瘤体内可发生出血、坏死及囊性变，表面可有溃疡。大体分型为：胃内型（位于黏膜下），胃外型（位于浆膜下），哑铃型（部分位于黏膜下、部分位于浆膜下）。扩散方式以血行转移（肝、肺转移多见）为主，另易在局部复发。

二、诊断

（一）临床表现

无特异性症状。症状出现的时间和程度取决于肿瘤的大小、部位及有无溃疡、出血等并发症。除一般的上腹不适外，较常见的症状是上消化道出血，甚至急性大出血。

（二）特殊检查

1.X线钡餐检查　胃内可见边缘整齐的充盈缺损，典型者充盈缺损的中心有“脐样”溃疡龛影。胃外形可仅见胃受压及移位现象。

2.胃镜检查　黏膜下肿块表面黏膜呈半透明状；肿块边界不清楚；出现粗大皱襞甚至胃壁硬化。活检阳性率低。

三、治疗

胃平滑肌肉瘤对放、化疗均不敏感，主要依靠手术切除。对有症状的较大的胃平滑肌瘤也应按恶性处理。为防止局部复发，切除务求彻底，对较大的肿块应积极考虑全胃切除。切除方式应符合胃癌根治性手术的要求。

第十二节　胃扭转

胃扭转偶见于X线钡餐报告，多数不需要手术处理，临床上应对此有所认识。

一、病因与病理

胃扭转按发病的急缓分为急性和慢性两类。

急性胃扭转与固定胃的解剖结构异常有关，如较大的食管裂孔疝、膈疝、膈膨出、内脏下垂、胃大小弯的韧带过长、十二指肠外侧腹膜过松等。而剧烈呕吐、急性胃扩张、胃巨大肿块、胸腔负压的急剧改变等则是急性胃扭转的诱因。

慢性胃扭转多继发于膈、胃本身及上腹邻近器官病变，如穿透性溃疡、肝脓肿、膈创伤等造成的粘连可将部分胃壁固定于异常位置而形成扭转的形态。

按扭转方向的不同，胃扭转可分为系膜轴及器官轴两型。前者较常见，胃以从小弯中点至大弯的连线为轴心（横轴）发生扭转，造成胃前后壁对折，使胃形成两个小腔。器官轴型则胃以从贲门至幽门的连线为轴心（纵轴）扭转。两种类型的扭转程度一般在180° 以下。

二、诊断

1.临床表现　胃扭转的症状和体征决定于发作为急性还是慢性，扭转程度为完全性还是部分性。急性胃扭转三联征为上腹局限膨胀性疼痛、重复性干呕和不能将胃管插入胃内。慢性胃扭转则可无任何症状，或有类似于胃十二指肠溃疡或慢性胆囊炎的症状，往往有多次反复的急性发作史。

2.X线检查　急性胃扭转时的X线片常可见宽大气液平面的胃泡阴影，有时可见左膈升高（膈膨出、膈疝等）。钡餐检查可偶然发现慢性胃扭转。系膜扭转型的X线特征是两个有液平面的胃腔以及幽门和贲门在相近平面。器官轴扭转型则见胃大小弯倒置，胃底液平面不与胃体相连，胃体变形，幽门向下。有时尚可发现与扭转有关的相应病变。

三、治疗

偶然发现的无症状或症状很轻的慢性胃扭转一般不需手术治疗。

急性胃扭转或慢性胃扭转急性发作时应先试行放置胃管。若能置入胃内，则将胃内大量的气、液体吸出，急性症状缓解后再进一步检查确定治疗方案。若不能插入胃内，则应及早手术。

手术方式：若能肯定引发胃扭转的病因，则针对病因处理。如胃病变的胃部分切除术、粘连索带的松解分离术、膈疝的修补术等。胃固定术适用于非此类病变所致者，视术中情况将胃分别固定于前腹壁、空肠、肝圆韧带或横结肠系膜等处。

第十三节　急性胃扩张

急性胃扩张（acute gastric dilatation）系指胃因强烈的刺激而发生反射性麻痹，张力消失，大量液体和气体潴留而排空障碍，引致胃和十二指肠上段极度急性膨胀的一种综合征。大都发生于饱餐和腹部手术后，也可发生于慢性消耗性疾病长期卧床的患者。

一、病因与病理

1.胃肠壁原发性麻痹　如手术过度牵拉，腹膜后血肿或引流物、炎症的刺激，暴饮暴食后胃壁过度扩张，腹腔内炎症或损伤，剧烈疼痛，情绪波动，毒血症以及缺钾为主的电解质紊乱等都可反射性引起胃壁平滑肌麻痹。

2.十二指肠受压梗阻　十二指肠横部被小肠系膜及肠系膜上动脉压迫于脊柱及腹主动脉之间。如消瘦（腹膜后脂肪少）、长期卧床患者易于受压。

实际上，临床常见的发病是这两种机制的并存。扩张的胃向下压迫增加了机械性梗阻的因素，胃十二指肠内容物的积聚又刺激黏膜分泌更多的液体，进一步加重了胃十二指肠的麻痹和扩张，如此恶性循环。

胃扩张后，胃壁变薄、水肿，胃张力下降，胃黏膜糜烂、坏死、出血，甚至发生溃疡、大出血以及胃穿孔。同时，大量液体丧失导致水、电解质及酸碱平衡紊乱，甚至周围循环衰竭。

二、诊断

（一）临床表现

典型症状为上腹膨胀和溢出性呕吐。呕吐物为含胆汁的液体，可多达3～4L，呕吐后腹胀不减。体检可见腹部膨胀，以左上腹为明显；有压痛和轻度肌紧张，胃区有震颤音，肠鸣音减弱或正常。可因水、电解质丢失而出现全身表现，甚至休克、昏迷。若并发胃穿孔或急性胃黏膜撕裂，则可出现腹膜炎或上消化道大出血。

（二）辅助检查

1.实验室检查　血红蛋白升高，有低钠、低钾血症及高氮血症。CO_2结合力及非蛋白氮上升，白细胞一般无明显升高。

2.X线检查　腹部平片可见膨大的胃泡及胃区宽大的液平面，侧位片上可见充气扩张的十二指肠。

3.B超　显示胃扩张，胃腔充满液体。

（三）鉴别诊断

1.急性腹膜炎　有腹膜刺激征，无极度胃扩张表现。

2.肠梗阻　X线立位片可见多个液平，有肠梗阻的阵发性腹部绞痛症状。

3.良性幽门梗阻　可有溃疡病史和症状，一般不会出现血流动力学改变；呕吐物多不含胆汁。

4.急性胃炎　腹胀不显著，呕吐后腹痛减轻。

5.急性胃扭转　根据特征性干呕，X线检查的特殊表现可资鉴别。

三、治疗

1.一般治疗

（1）立即放置鼻胃管吸出全部胃内液体，用温等渗盐水洗胃。并禁食，持续胃肠减压。

（2）纠正血容量不足，水、电解质和酸碱平衡紊乱。

（3）病情好转24小时后，可于胃管内注入少量液体，如无潴留，方可开始少量进食。

2.手术治疗指征

（1）饱餐后胃内容物无法吸出。手术后发生者一般禁忌手术。

（2）合并胃穿孔或大量胃出血者。

（3）胃功能长期不能恢复，稍进食即扩张潴留，静脉长期营养不能维持者。

手术以选用简单有效的方法为原则。如胃腔冲洗、暂时性胃造口术；胃癌有需切除病灶时可选用不同范围的胃切除术。

（杨朋来　韩建峰　高　艳　陈书宽　张笃琛　薛崇飞　陈钦伟　杨朋来　韩建峰）

第四章　肠疾病

第一节　肠梗阻

肠梗阻指不同病因导致肠内容物在肠道中通过受阻，是常见的急腹症。肠管长度达6～7m，引起梗阻的原因也多种多样，因而肠梗阻的临床病象复杂多变，不仅表现为肠道局部病理及功能障碍，并继发全身一系列病理生理改变，甚而危及生命。

一、分类

（一）按发生的基本原因分类

1.机械性肠梗阻　肠腔内外的机械性原因所致的阻塞。

（1）肠腔堵塞：如蛔虫团、粪石、胃石、异物、大胆石、肠套叠、放射性损伤等所引起的肠腔狭窄。

（2）肠管受压：如肠扭转、粘连带压迫、嵌顿疝、肠外肿瘤压迫等。

（3）肠壁病变：如肠道肿瘤、肠炎性疾病、先天性巨结肠等。

2.动力性肠梗阻　因神经反射或毒素刺激致肠壁平滑肌功能紊乱而导致的梗阻。

（1）麻痹性肠梗阻：如急性腹膜炎、腹部大手术、腹膜后血肿或感染所致的肠麻痹。

（2）痉挛性肠梗阻：如肠功能紊乱、慢性铅中毒时的肠痉挛。

3.血运性肠梗阻　因肠管血运障碍（肠系膜血管栓塞或血栓形成）所致的肠管失去功能。

（二）按肠壁有无血运障碍分类

1.单纯性肠梗阻　无肠管血运障碍。

2.绞窄性肠梗阻　有肠壁血运障碍。

（三）按梗阻部位高低分类

1.高位肠梗阻　指空肠上段以上的梗阻。

2.低位肠梗阻　指回肠末段和结肠的梗阻。

（四）按发病的急缓分类

1.急性肠梗阻　发病较急，进展较快。

2.慢性肠梗阻　发病较缓，进展较慢；可呈反复发作。

（五）按梗阻的程度分类

1.完全性梗阻　梗阻为完全性。

2.不完全性（部分性）梗阻　梗阻为不完全性。

（六）其他

闭袢性梗阻　某段肠管两端完全阻塞，称闭袢性梗阻，如肠扭转、嵌顿疝、绞窄性内疝等所形成的肠梗阻。

上述分类在肠梗阻的病程中可因一定的条件而互为转化。

二、病理

（一）肠管的病理变化

梗阻上段肠管蠕动增强，肠腔积气积液而膨胀；高度膨胀时，肠壁变薄并继而出现肠壁血运障碍，甚至坏死、穿破。

（二）全身性病理生理改变

1.因呕吐、肠腔积液、腹膜渗出等致大量体液丧失而引起水、电解质紊乱和酸碱失衡。

2.梗阻肠段细菌的大量繁殖及细菌移位造成感染（腹膜炎）及中毒。

3.以上两大病理生理改变的进一步发展，导致休克，急性呼吸、循环及肾功能不全，终致多器官系统功能衰竭。

三、诊断

（一）临床表现

肠梗阻的四大临床表现是腹痛、呕吐、腹胀、停止自肛门排气、排便。这四大表现可因肠梗阻的原因、部位、是否为绞窄性、发病的急缓等而有程度的不同。

1.腹痛　机械性肠梗阻为阵发性绞痛；剧烈的持续性腹痛提示有绞窄性病变；与阵发性腹痛相伴随的体征有肠型、肠蠕动波及肠鸣音亢进（连续高亢的肠鸣音、气过水音、金属音）。麻痹性肠梗阻则腹痛不显著，肠鸣音减弱甚至消失。

2.呕吐　早期为反射性呕吐；后期则视梗阻部位的高低而有呕吐程度及吐出物的

不同：梗阻部位越高，呕吐出现越早、越频繁，吐出物主要为胃和十二指肠内容物，味酸而苦；低位梗阻时呕吐出现较晚且少，吐出物可呈粪样，带甜味；麻痹性肠梗阻时的呕吐多呈溢出性；若呕吐物呈棕褐色或为血性，提示肠管血运障碍。

3.腹胀　腹胀的程度与梗阻的部位及病程的长短有关。高位肠梗阻无明显腹胀；腹胀不对称提示肠扭转等闭袢性梗阻。

4.停止自肛门排气、排便　完全性肠梗阻发生后多无排气、排便。但应注意，梗阻早期及高位梗阻，肠内残余的粪便及气体可自行或在灌肠后排出。血性黏液便提示绞窄性肠梗阻及肠套叠、肠系膜血管栓塞等血运性肠梗阻。

5.直肠指诊　直肠肿瘤、极度发展的肠套叠的套头以及盆腔肿块可被触及；指套有脓、血性附着物提示肿瘤、肠套叠、肠扭转、肠管血运障碍等可能。

（二）辅助检查

1.实验室检查

（1）病程后期，可有因缺水、血液浓缩所致的血红蛋白值及血细胞比容升高，尿比重升高。

（2）WBC计数及中性粒细胞比例升高。

（3）血气分析可有酸中毒表现。

（4）呕吐物及粪便检查是否有血性成分。

2.X线检查　腹部X透视或平片观察，积气肠袢及多个阶梯样液平面是肠梗阻的X线特征，一般梗阻形成后的4～6小时，即可查出肠腔内积气。直立体位检查有困难时，也可取侧卧位。可疑低位梗阻（如回转型肠套叠、乙状结肠扭转、结肠肿瘤等）时，可考虑做钡剂灌肠检查。

（三）鉴别诊断

肠梗阻的诊断过程，实际上是一系列鉴别诊断的组合。以下六个方面的问题必须按顺序一一辨明：

1.是否有肠梗阻　根据腹痛、呕吐、腹胀、停止自肛门排气排便这四大症状，腹部肠型或蠕动波、肠鸣音亢进等体征，以及腹部X线检查结果，一般可做出判断。临床的难题在于上述临床表现可因梗阻的原因、部位、是否为绞窄性、发病的急缓等而有相当程度的不同。发病急骤、症状剧烈的绞窄性肠梗阻有时难于与其他急腹症鉴别。

2.机械性与动力性肠梗阻的鉴别　机械性肠梗阻除典型的临床症状外，X线检查表现为梗阻肠段上方积气积液；梗阻以下肠袢，特别是结肠，即便至晚期亦不至于出现明显气液平面。麻痹性肠梗阻腹胀较显著，但多无阵发性腹部绞痛且肠鸣音减弱甚至消失；X线检查显示大、小肠普遍胀气并伴有许多大、小不等的液平。痉挛性肠梗阻系由神经反射导致暂时性肠痉挛，应用解痉剂多可缓解。

3.单纯性与绞窄性肠梗阻的鉴别　绞窄性肠梗阻有肠袢和肠系膜血循环障碍，下列征象提示绞窄性肠梗阻：

(1)发病急骤、持续性剧烈腹痛且阵发性加剧；呕吐出现早、剧烈且频繁。

(2)早期出现腹膜刺激征，并有发热、脉率增快、WBC计数升高等毒血症表现。

(3)病情迅速恶化，早期出现休克并对抗休克治疗反应不显著。

(4)腹胀不对称，腹部有局限性隆起或可触及有压痛的包块。

(5)呕吐物、引流物或腹腔穿刺液为血性或有血便。

(6)腹部X线片见局限性肠腔扩张，且不随时间而改变位置，形成"咖啡豆"征、"马蹄"形或"C"形肠袢等。

(7)腹部B超可探及局限性积液积气肠袢及腹腔积液。

(8)对积极的非手术疗法无反应，且症状体征进行性加重。

4.梗阻部位的高低　高位小肠梗阻的特点为呕吐出现早而频繁，但腹胀不明显；低位小肠梗阻(远端回肠)则以腹胀为主而呕吐较晚、次数少，可吐出粪样物。X线片上，充气肠袢位置高，液平少，肠黏膜皱襞显著者提示高位小肠梗阻；液平多，呈"阶梯状"排列，遍及全腹而结肠无充气者，多为低位小肠梗阻；结肠梗阻腹胀极为显著，呕吐很晚才出现，X线片示充气肠袢位于腹部外围，以盲肠胀气最显著，并可见结肠袋影。

5.梗阻程度是否完全　完全梗阻则完全停止排便排气，症状明显且典型。不完全性肠梗阻则多有慢性致梗阻因素存在，症状不明显，可反复发作，可有排气排便，X线片见肠袢充气、扩张均不明显，结肠内往往有气体存在。

6.肠梗阻病因鉴别　病因判断应以年龄、病史、体检、X线检查等多方面分析。临床上粘连性肠梗阻最为常见，以往有腹部手术、创伤、炎症病史者应多考虑。绞窄性肠梗阻以肠扭转居多；小儿要考虑肠蛔虫、肠套叠；青少年患者常见原因是肠粘连、嵌顿疝；而老年人要考虑结肠肿瘤、乙状结肠扭转或粪块阻塞等。有风湿性心脏病史患者应考虑肠系膜血管栓塞；结核病患者，应考虑到肠粘连或结核性腹膜炎引起肠梗阻。

四、治疗

（一）基本治疗

1.禁食、胃肠减压 一般使用较粗口径的鼻胃管，若能放置至梗阻部位则效果更好。有效的胃肠减压能减少肠腔内积液积气，降低肠腔内压，从而改善肠壁血循环，减轻腹胀，减少肠腔内细菌和毒素量。

2.纠正水、电解质和酸碱平衡紊乱 输液的种类和容量应根据呕吐情况、缺水类型及程度、血液浓缩程度、尿量及尿比重、血电解质测定、血气分析及中心静脉压监测情况综合分析计算。不但要补充呕吐、胃肠减压等外丢失量，还要充分考虑到渗出至肠腔、腹腔等所谓“第三间隙”的内丢失量。要注重酸中毒的纠正及钾的补充。病程后期尚应注意血浆或全血的补给。

3.防治感染和中毒 适时合理应用抗生素可防止因梗阻时间过长而继发的多种细菌感染（如大肠埃希菌、芽孢杆菌、链球菌等）及细菌毒素的产生。一般选用以抗革兰阴性杆菌为主的广谱抗生素。

4.对症处理 适当应用镇静剂、解痉剂；麻醉性止痛剂只能在确定手术治疗后使用。

（二）手术治疗

对各种类型的绞窄性肠梗阻（如嵌顿疝、肠扭转、肠系膜血管阻塞等）、肿瘤、先天性肠道畸形等所致的肠梗阻以及非手术治疗无效者应手术治疗。具体手术方法要根据梗阻的病因、性质、部位及患者的全身情况而定。总的原则是在最短的时间内，以最简单的方法解除梗阻或恢复肠道通畅。

1.解除梗阻因素 如粘连松解术，肠套叠、肠扭转复位术，肠切开异物取出术等。

2.肠切除肠吻合术 肿瘤、坏死肠袢、炎性狭窄等应予切除。小肠肠段切除应同时吻合再建。

肠袢坏死的判断

（1）肠壁已呈黑色。

（2）肠管塌陷，已失去张力和蠕动能力；或肠管麻痹扩张，对刺激无收缩反应。

（3）相应的肠系膜终末小动脉无搏动。

（4）可疑坏死肠袢经肠系膜根部普鲁卡因封闭、热敷等处理或回纳腹腔观察10～30分钟后无好转征象。

3.旁路手术　对梗阻病因病变既不能简单解除，又不能切除者，如已浸润固定的晚期肿瘤、黏结成团的肠袢等，可做梗阻近、远端肠袢的侧吻合术。

4.肠造口或肠外置术　全身情况极差的急性结肠梗阻，特别是左半结肠梗阻，宜分期手术处理。一期手术先行梗阻近侧肠造口（盲肠、横结肠、乙状结肠造口）；病变若能简单切除，则可切除，远侧断端可予封闭（需确认其远侧无梗阻因素），也可同时提出做双造口。全身情况一般尚可，或经过适当准备者，一期右半结肠切除可以考虑。

（三）非手术解除梗阻疗法

对单纯性、不全性、粘连性肠梗阻，可试行非手术疗法解除梗阻。

1.经胃管注入植物油脂。

2.低压空气灌肠复位肠套叠。

3.经乙状结肠镜插管复位乙状结肠扭转。

4.腹部按摩或颠簸疗法等。

非手术疗法治疗期间，应密切观察，若症状体征无好转甚至加重，应中转手术治疗。

第二节　肠结核

结核分枝杆菌所引起的慢性特异性感染称肠结核。多见于青壮年，女性患病略多于男性。肠结核所致的肠管狭窄、炎性肿块以及肠穿孔需外科治疗。

一、病理

肠结核多继发于肺结核，不少病例与腹腔结核、肠系膜淋巴结结核并存。

肠结核好发部位为回肠末段和回盲部。

肠结核在病理形态上可分为溃疡型和增生型两类，混合型则为这两型病变相互掺杂。

1.溃疡性肠结核　多发于回肠末段。病理特点为肠壁淋巴小结的干酪性坏死、脱落而形成沿肠管横轴发展的深浅不一、大小不等的溃疡。易引起局部粘连、狭窄、内外瘘等并发症。

2.增生性肠结核 多局限于回盲部。病理特点为黏膜下大量结核性肉芽肿和纤维组织增生而致肠管壁增厚及变硬。易形成局部包块。

二、诊断

（一）临床表现

1.症状

（1）全身症状：食欲缺乏、体弱、消瘦、午后低热、盗汗等。增生型者全身症状较轻。

（2）腹部症状：①以右下腹和脐周为主的慢性腹部隐痛，常于进食后加重而排便后减轻。②腹泻或腹泻与便秘交替。③病变侵及结肠后大便含黏液及脓血。④发展至肠梗阻时，有阵发性绞痛。⑤肠穿孔时有相应的急性腹膜炎症状。

2.腹部体征 右下腹轻度压痛，肠鸣音活跃；增生型者多可在右下腹扪及固定的有轻度压痛的包块；合并肠梗阻时右下腹可有肠型、肠鸣音高亢等体征。

（二）辅助检查

1.血常规示贫血，红细胞沉降率增大，痰及粪便的结核杆菌检查。

2.胸部X线片是否有肺结核。

3.钡餐小肠造影及钡剂灌肠见相应肠腔狭窄变形、黏膜紊乱、充盈缺损等征象。

4.结肠镜检查可明确回盲部或结肠结核的诊断。

三、治疗

（一）内科抗结核治疗

常用药物有异烟肼（isoniazid），日剂量0.3～0.4g；利福平（rifampicin），日剂量0.45～0.6g；乙胺丁醇（ethambutol），日剂量0.75～1.0g；对氨水杨酸（para aminosalicylic acid，PAS），日剂量8～12g；链霉素（streptomycin），日剂量0.75～1.0g。采用二联或三联用药，除PAS宜分次口服外，其余口服药均可一次顿服。疗程6个月至1年。同时注意支持疗法及护肝治疗。

（二）外科治疗

1.适应证

（1）回盲部增生性结核包块。

（2）肠梗阻。

（3）急性穿孔。

（4）保守治疗无效的大出血。

（5）肠外瘘。

2.术前准备　对有活动性肺结核或其他肠外结核者应进行一定疗程的抗结核治疗；加强支持治疗，改善全身情况。

3.手术原则　视病变部位及局部病理改变做相应的肠段切除、右半结肠切除或引流术等。术后继续抗结核治疗。

第三节　伤寒肠穿孔

肠穿孔是伤寒病的严重并发症，发生率约为2%～3%，病死率较高。

一、病理

肠伤寒病变最显著部位为末段回肠。肠壁的淋巴结发生坏死，黏膜脱落形成与肠纵轴相平行的溃疡。穿孔与溃疡形成的期间一致，多在伤寒病程的2～3周。80%的穿孔发生在距回盲瓣50cm以内；多为单发，多发穿孔占10%～20%。

二、诊断

（一）临床表现

1.伤寒病的临床表现

（1）持续性高热。

（2）表情淡漠。

（3）相对缓脉。

（4）脾大。

（5）皮肤玫瑰疹。

2.肠穿孔症状及体征

（1）病程2～3周后，突发右下腹痛，迅速弥散至全腹。

（2）右下腹及全腹明显压痛。

（3）肠鸣音消失。

（4）部分病例穿孔前有腹泻或便血史。

（二）辅助检查

1.实验室检查　WBC计数迅速升高；血清肥大反应阳性；大便培养阳性。

2.X线检查　腹部平片或透视约2/3病例可发现气腹。

三、治疗

伤寒肠穿孔确诊后应及时剖腹手术。手术原则为穿孔修补缝合术，并应对术中发现的其他肠壁皮薄接近穿孔病变处做浆肌层缝合，以防术后新的穿孔。对病变严重或多发穿孔，可考虑缝合穿孔后加做病变近侧回肠插口术。肠切除应严格限制于穿孔过多、并发肠道大出血、患者全身情况允许等少数病例。术后均应放置引流。术后继续伤寒的治疗。

第四节　阿米巴病肠穿孔

严重的肠阿米巴病可发生较深的溃疡而引致肠穿孔，发生率为1%～4%，病死率较高。

一、病理

肠阿米巴病的溃疡一般较浅，但有急剧痢疾症状者溃疡较深，易于穿孔。穿孔多位于盲肠、阑尾及升结肠，其次为直肠乙状结肠交界处。穿孔常很大，可为单发或多发，常伴有成片肠壁坏死；但也有的穿孔很小，或为慢性穿孔，以局限性腹腔感染和脓肿为病理表现。

二、诊断

（一）临床表现

1.肠阿米巴病表现　易发生肠穿孔的肠阿米巴病多为急重型（暴发型）。恶寒、高热；腹泻每日达10次以上，粪便为水样、奇臭；里急后重和腹部压痛明显；常伴有失水、脉速等毒血症症状。直肠指诊可扪及直肠黏膜溃疡病变及指套有脓血便附着。

2.肠穿孔表现

（1）突发右下或左下腹痛，迅速弥散至全腹。

（2）全腹明显压痛。

（3）肠鸣音消失。

（二）辅助检查

1.实验室检查　WBC计数迅速升高；大便或直肠指诊指套附着物涂片找阿米巴滋养体阳性。

2.X线检查　腹部平片或透视约1/2病例可发现气腹。

三、治疗

急性阿米巴病肠穿孔应及时手术处理。若全身情况允许，应将病变明显的肠段切除，近、远两断端均做造口，不宜做一期吻合。若全身情况极差或局部病变不易切除，可将穿孔处结肠外置造口。腹腔均应放置引流。术后继续抗阿米巴及抗感染治疗。

第五节　急性出血坏死性小肠炎

急性出血坏死性小肠炎（acute hemorrhagic necrotizing enteritis）是一种好发于小肠的局限性急性出血性炎症，以急性腹泻、便血、发热、呕吐及腹胀为主要临床表现，重症者出现败血症、中毒性休克或肠穿孔等并发症。

一、病因和发病机制

病因尚未完全清楚，有关因素有：

1.感染　C型厌氧性梭状芽孢杆菌生一种蛋白质外毒素称β毒素，现认为与本病发病有关。该菌为一专性厌氧菌，其产生的β毒素影响肠壁微循环，使肠黏膜充血、水肿、坏死，甚至穿孔。

2.胰蛋白酶减少或活性减低　胰蛋白酶能降解Welch梭状芽孢杆菌产生的β毒素，对防止本病的发生起到重要的作用。长期低蛋白质饮食，进食大量甘薯、大豆等含有耐热性胰蛋白酶抑制因子的食物，可使胰蛋白酶活性和浓度降低。

3.饮食不当　使肠道生态学发生改变，有利于Welch梭状芽孢杆菌大量繁殖，并有利于β毒素致病。

4.变态反应　由于本病起病迅速发生肠出血、坏死，病变肠组织血管壁内纤维素样坏死及嗜酸性粒细胞浸润。有学者认为本病的发生与变态反应有关。

二、病理

病变主要在空肠和回肠，有时可累及结肠。肠道病变范围可局限，亦可多发性，主要为坏死性炎性病变。肠黏膜广泛出血、斑片状或大片坏死、溃疡形成、表面坏死覆盖灰绿色假膜、病灶周围有大量嗜酸粒细胞、中性粒细胞及单核细胞的浸润，自黏膜下层开始，随病变的扩大，可向肌层及浆膜层发展，甚至溃疡穿孔引起腹膜炎。肠外器官有时亦发生病变，如腹腔血性浑浊渗液、肺水肿、肺出血和颅内出血等。

三、诊断

（一）临床表现

1.发病以夏秋季多见，儿童青少年发病多于成年人。

2.症状

（1）骤起发病。

（2）急性腹痛：多呈持续性隐痛伴阵发性加剧，以上中腹和脐周为甚。

（3）腹泻和便血：腹泻每日数次至十余次，黄色水样便或血水便，甚至有鲜血便或暗红色血块；便中可混有糜烂组织，有腥臭味。

（4）恶心、呕吐：呕吐物可为胆汁、咖啡样或血水样。

（5）全身中毒症状：起病时可有寒战、发热，一般38～39℃，少数可更高。全身虚弱无力、面色苍白，重者神志不清、抽搐、昏迷，并有酸中毒和中毒性休克等症状。

3.腹部体征　腹胀显著，压痛明显，可有反跳痛。肠鸣音一般减弱；有腹水时可叩出移动性浊音。

（二）实验室检查

1.白细胞升高　可达（12～20）$\times 10^9$/L，中性粒细胞增多伴核左移，甚至出现中毒颗粒。

2.大便检查　有血便或潜血强阳性，有脓细胞。

（三）X线检查

腹部平片可见肠腔明显充气、扩张及液平。动态观察可发现肠壁积气、门静脉积气及向肝内呈树枝状影像，以及腹腔积液或积气征象等。

（四）鉴别诊断

1.中毒性细菌性痢疾　流行季节，突然发热、腹痛、腹泻及脓血黏液便。大便涂片和细菌培养有助于确诊。

2.急性克罗恩病　亚急性起病，高热、寒战，右下腹痛、腹泻，常无脓血黏液便，约1/3病例可出现右下腹或脐周腹块。诊断依靠胃肠钡餐、钡剂灌肠和内镜检查。

3.肠套叠　一般情况较好，无频繁腹泻，腹部常可触及腊肠样包块。

四、治疗

（一）内科治疗

内科治疗主要是支持疗法，纠正水和电解质紊乱，控制感染和防治休克。

1.一般治疗　卧床休息、禁食，腹胀明显者可做胃肠减压。

2.纠正水、电解质紊乱及肠外营养治疗　补液应以葡萄糖溶液为主，约占2/3～3/4，生理盐水占1/4～1/3肠外营养治疗可使胃肠分泌减少；大量便血者应补给全血。

3.首先应用广谱抗生素、甲硝唑　再根据细菌培养结果选择相应抗生素。

4.抗休克　有休克发生则应及时按休克治疗，迅速扩容，保持有效循环血量，改善微循环，并适当应用血管活性药物，酌情使用肾上腺皮质激素。

5.抗血清治疗　采用Welch杆菌抗血清42000～85000 U静脉注射，有较好疗效。

（二）手术治疗

1.适应证

（1）有明显腹膜炎表现，或腹腔穿刺有脓性或血性渗液，怀疑有肠坏死或肠穿孔。

（2）反复大量肠出血，保守治疗无效。

（3）肠梗阻及腹膜炎表现经非手术治疗不能缓解，反而加重。

（4）不能排除其他需手术解决的急腹症。

2.手术方式

（1）肠坏死、穿孔、大出血：若病变较集中或局限，可做病变肠段切除术；若病变过于广泛或全身情况太差，应避免做过多小肠切除，可将病变最严重部分切除并做肠造口，留待二期手术处理。

（2）术中若无肠坏死、穿孔、大出血等病变发现，可用0.5%普鲁卡因做肠系膜根部封闭。

3.术后应继续进行积极的内科治疗。

第六节　溃疡性结肠炎

溃疡性结肠炎（ulcerative colitis）是直肠和结肠的非特异性炎性疾病，原因不明。发病年龄以20～40岁居多。临床上以腹泻、黏液脓血便、腹痛和里急后重为主要症状，病情轻重不等，活动期与缓解期反复交替。

一、病因

1.感染因素　病毒感染或某些细菌感染，如溶血性大肠埃希菌、变形杆菌及肠道厌氧菌感染可能与本病有关。

2.免疫异常　血液中可检测到结肠抗体、循环免疫复合物；已发现一些细胞因子和炎症介质与本病发病有关。

3.遗传因素　本病发病率在种族之间有较大差异，常有家族性，但国人遗传因素不突出。

4.精神因素　部分患者有焦虑、紧张及自主神经功能紊乱，可能为本病反复发作的诱因或继发表现。

二、病理

病变主要位于直肠和乙状结肠，亦可上升累及降结肠乃至整个结肠。炎症主要集中在黏膜层，也可累及黏膜下层。病灶呈连续的非节段分布。早期病变为黏膜弥漫性炎症，广泛充血、水肿、出血、糜烂，可形成隐窝脓肿，细小脓肿融合产生溃疡，纵向发展则溃疡面呈大片融合。因而溃疡常较深较大，甚至发生穿孔。在结肠炎症反复发作、修复过程中，肉芽组织增生，常出现炎性息肉，由于纤维瘢痕形成，可导致结肠缩短、结肠袋消失和肠腔狭窄。少数患者有腺上皮癌变。

三、诊断

（一）临床表现

1.症状　多数起病缓慢，少数急骤，发作诱因常为精神刺激、疲劳、饮食失调、继发感染。

（1）腹泻：为主要症状，腹泻轻重不一，轻者每日2～3次，重者1～2小时一次，多为糊状便，混有黏液、脓血，常有里急后重。

（2）腹痛：腹痛一般不太剧烈，部位多局限在左下腹或下腹部；常为阵发性痉挛性疼痛，有腹痛—便意—便后缓解的规律。

（3）全身症状：病程较长者，常有乏力、食欲缺乏、消瘦、贫血等；急性发作期常有低热或中等发热，重症可有高热、心率加速等全身毒血症状及水、电解质平衡紊乱等。

（4）肠外表现：主要为关节疼痛，皮肤病变（结节性红斑、坏疽性脓皮病损害）和眼病（急性眼色素层炎、虹膜炎、巩膜炎）等，其发生率较Crohn病为低。

2.体征　部分病例可触及肠壁增厚或痉挛如硬管状的降结肠或乙状结肠；结肠扩张者有腹胀、腹肌紧张、腹部压痛或反跳痛。

3.中毒性巨结肠　发生率约2%。全部或一段结肠显著扩张，表现为持续性腹痛、腹部压痛、肌紧张及严重的全身性中毒症状，如发热、神志改变等。

（二）辅助检查

1.血液检查　贫血常见，急性发作期有中性粒细胞增多，红细胞沉降率加速。病程长者血浆总蛋白及白蛋白降低。

2.粪便检查　黏液脓血便，镜检见大量红、白细胞和脓细胞。

3.免疫学检查　活动期IgG、IgM常升高，部分患者抗大肠黏液抗体阳性；淋巴细胞毒试验阳性。

4.结肠镜检查　发作期可见黏膜呈细颗粒状，弥漫性充血、水肿，脆性增加易出血；常见肠壁有糜烂和溃疡，附有黏液和脓性渗出物；晚期有肠壁增厚、肠腔狭窄、假性息肉形成。

5.X线检查　钡剂灌肠可见结肠黏膜粗糙不平、皱襞紊乱、边缘不规则、呈锯齿状，晚期可见结肠袋消失、肠壁变硬僵直、肠管缩短失去张力如“铅管”状；炎性息肉者可见充盈缺损。

（三）诊断标准

1993年，全国慢性非感染性肠道疾病学术研讨会制定的本病诊断标准如下：

1.临床方面　具有慢性腹泻、黏液血便、腹痛，呈慢性反复发作性或持续性，伴有不同程度的全身症状。少数患者仅有便秘或不出现血便，亦应加以重视。既往史及体检中要注意关注口腔、眼、浆膜、皮肤、肝、脾等肠道外的临床表现。

2.纤维结肠镜检查所见

（1）受累结肠黏膜呈现多发性浅表溃疡，伴有充血、水肿；病变多由直肠起始，往往累及其他结肠，为弥漫性分布。

（2）肠黏膜外观粗糙不平，呈现细颗粒状，组织脆弱易于出血，或可覆盖有脓性分泌物，似一层薄苔附着。

（3）结肠扭袋往往变平或变钝，以至扭袋消失，有时可见到多个大小不等的假性息肉。

3.结肠黏膜活检病理变化呈现炎症性反应，同时常可见到黏膜糜烂、隐窝脓肿、结肠腺体排列异常及上皮改变。

4.钡剂灌肠所见

（1）结肠肠管缩短，结肠袋消失，或结肠呈管状外观。

（2）多发性溃疡或多发性假性息肉表现。

（3）结肠黏膜粗糙、紊乱或可见细颗粒样变化。

在排除细菌性痢疾、阿米巴痢疾、血吸虫病、肠结核等特异性感染性结肠炎与肉芽肿结肠炎、放射性结肠炎的前提下，可参照以下标准予以诊断：

（1）根据临床方面和乙状结肠镜或纤维结肠镜检查之（1）~（3）三项中之一项和（或）黏膜活检可以诊断为本病。

（2）根据临床方面和钡剂灌肠有（1）~（3）三项中之一者可以诊断为本病。

（3）临床表现不典型，但有典型的肠镜检查或钡剂灌肠典型改变者可以诊断为本病。

（4）临床方面有典型症状或有典型既往史，而此次乙状结肠镜、纤维结肠镜或钡剂灌肠检查无典型变化者，应列为“疑诊”，予以追踪检查。

（四）鉴别诊断

本病应与下列疾病鉴别：

1.慢性细菌性痢疾　常有急性细菌性痢疾史，粪便或内镜检查所取得黏液脓血培养，可分离出痢疾杆菌，抗菌治疗有效。

2.慢性阿米巴肠病　该病主要以近端结肠为主，粪便中可找到溶组织阿米巴滋养体或包囊，抗阿米巴治疗有效。

3.大肠癌　钡剂灌肠及结肠镜检可以鉴别。

四、治疗

（一）内科治疗

1.一般治疗　病变活动期卧床休息，高营养低渣食物。纠正水、电解质平衡紊乱。补充各种维生素及微量元素。贫血严重或低蛋白血症者可输血或白蛋白。对腹痛患者可酌情用抗胆碱能药物，但不宜多用，以免促发急性结肠扩张。腹泻严重者可谨慎试用地芬诺酯或盐酸洛哌丁胺。

2.柳氮磺吡啶（SASP）和5-氨基水杨酸（5-ASA） SASP在肠内经细菌分解为5-ASA与磺胺吡啶，前者为有机成分。治疗剂量SASP每日4～6g，分4次口服，症状改善后渐减为每日1～2g，维持1～2年。病变限于直肠、乙状结肠者，可用SASP或5-ASA灌肠，每日2g。也可使用栓剂。

3.肾上腺皮质激素　适用于重型、暴发型或SASP治疗无效的轻、中型患者。泼尼松30～40mg/d，分3～4次口服，病情控制后渐减至10～15mg/d，维持半年左右停药。重型患者常用氢化可的松每日200～300mg静脉滴注，1周后改为泼尼松口服，病情控制后再逐渐减量。也可用琥珀酸氢化可的松50～100mg/d，分1～2次保留灌肠，病情好转后改为每周2～3次，疗程1～3周。长期应用激素应注意不良反应。

4.免疫抑制剂　硫唑嘌呤1.5mg/（kg·d），分次口服，疗程约1年。但应定期复查白细胞和血小板。

5.肠外营养治疗　近年来，肠外营养对炎症性肠病的治疗作用越来越引人注意。全肠外营养治疗可使肠道完全处于静止状态，从而抑制肠道炎症反应，使症状缓解，病变修复。一般每日补充非蛋白热量7531kJ（1800kcal），糖与脂肪供能比为1∶1。氮10g/d；疗程3～4周以上。

（二）手术治疗

1.适应证

（1）急性肠穿孔。

（2）急性中毒性结肠扩张。

（3）严重肠道出血不能控制者。

（4）重症病例在严格内科治疗下病情继续迅速恶化者。

（5）内科长期治疗无效，难以维持正常生活者。

（6）癌变或可疑癌变者。

（7）脓肿或瘘管形成。

2.手术方式　以切除全部病变肠段为原则。视病变肠段范围可选用结肠段切除、右半结肠切除、直肠和左半结肠切除、全结肠切除、全大肠切除等术式。是否采用一期手术，应视患者全身情况、术前准备及局部病理情况而定。急性中毒性结肠扩张者，除回肠造口外，还应加做横结肠或乙状结肠造口减压术。

第七节 短肠综合征

短肠综合征（shortbowel syndrome）系指小肠广泛切除后的严重吸收不良（腹泻、脂肪泻、体重减轻、营养不良等）综合征。

一、病因与病理

一般认为小肠切除70%以上，或切除小肠50%且同时切除回盲瓣，或成人保留小肠不足120cm谓之小肠广泛切除。

小肠广泛切除常见的病因有急性肠扭转、坏死性肠炎、绞窄性疝、肠系膜上动脉栓塞、肠系膜上静脉血栓形成、肿瘤、Crohn病、外伤等。

广泛性小肠切除后的主要病理生理变化是吸收面积的丢失和小肠排空过速；并可因肠源性高草酸尿并发尿结石，胆盐吸收障碍引起胆石。吸收障碍的发生与程度取决于：

1.小肠切除的长度　切除30%无症状，切除50%出现吸收不良，如切除80%以上将出现严重的吸收障碍，甚至危及生命。

2.切除的部位　空肠切除过多对乳糖、水溶性维生素、脂肪、蛋白质等吸收障碍，回肠切除后可引起维生素B_{12}、胆盐吸收障碍。

3.回盲瓣是否保留

回盲瓣有三个功能：

（1）减少排便次数。

（2）保证小肠对消化物质充分吸收。

（3）防止结肠细菌向小肠内生长繁殖。回盲瓣若被切除则产生严重腹泻。

广泛小肠切除后的代偿机制主要是剩余小肠的适应性代偿，包括长度的延长、管腔变粗、黏膜肥厚增生、绒毛变长、腺凹加深、黏膜上皮细胞数量增加，有效吸收面积可增加2～3倍。

二、诊断

（一）临床表现

广泛小肠切除术后的吸收不良，仍沿用Pullan（1959）的分期。各期持续时间受多种因素影响。

1.第一期（腹泻期） 约持续2～10周，表现为严重腹泻，每日可达5～10L。严重的吸收障碍致体液和电解质紊乱，营养负平衡，免疫功能低下。

2.第二期（适应代偿期） 持续数月至1年。腹泻减轻，水、电解质紊乱有所好转，而营养素的吸收不良表现突出，患者可有脂肪泻、疲乏无力、体重下降、手足搐搦、骨痛、骨软化、紫癜及周围神经病变，乃至精神症状。

3.第三期（恢复期） 又称稳定期，多在术后1～2年进入此期。临床已无明显脂肪泻，可耐受通常易消化的食物，全身情况稳定，体重低于正常水平，轻度贫血等。

（二）辅助检查

1.血液检查 可有贫血和血清钾、钠、钙、镁、白蛋白、胆固醇等浓度降低，以及凝血酶原时间延长。

2.小肠功能检查 粪脂定量测定、血清胡萝卜素测定、维生素B_2吸收试验、D-木糖吸收试验等。

3.小肠液细菌培养 一般超过1×10^8 cup/mL，为细菌生长过度。

4.胆盐浓度测定 血中结合胆盐浓度下降甚至缺乏。

5.X线小肠钡剂造影 可估计和观察剩余小肠的长度及代偿功能。

三、治疗

（一）非手术治疗

1.第一期治疗

（1）严格监测每日出入量，纠治水、电解质和酸碱平衡失调。

（2）禁食、全肠外营养治疗：具体方案参考第一篇第六章营养治疗。

（3）抑制高胃酸分泌：可静脉滴注法莫替丁（famotidine）、奥美拉唑等。

（4）抑制肠蠕动、减轻腹泻：可酌情选用盐酸洛哌丁胺（imodium）、十六角蒙脱石（smecda，思密达）、考来烯胺（cholestyramine）每次4～5g，每日3次。

2.第二期治疗 为防止肠黏膜萎缩，宜早期开始肠内营养治疗。腹泻量小于每日2500mL时就应开始经口进食。从糖盐水开始，依次过渡到肠内营养制剂一要素饮食一清淡半流饮食一低脂半流饮食。宜用中链三酰甘油代替50%～75%的食物脂肪，补充多种维生素及矿物质，暂禁用乳糖制品。有高草酸尿患者，可限制水果、蔬菜入量。如胃肠内有过多细菌生长者，可用氨苄西林、甲硝唑等治疗。

3.第三期治疗　饮食以高糖、高蛋白质、低脂半流质或软食为主。避免高渗饮料，补充矿物质和维生素。

（二）手术治疗

术后持续吸收不良而严格非手术治疗效果不佳时，可考虑手术。应当指出，不应在广泛小肠切除的同时做短肠的补救性手术，因对残存小肠的代偿功能难于足够估计，且在肠切除时做这类手术将会抑制小肠的适应性改变。一般宜在前次手术6～12个月以后再考虑。

手术方式分延缓小肠排空、增加吸收面积及小肠移植三类。小肠延长术、肠黏膜替补术等增加吸收面积的术式尚处于研究阶段，小肠移植也远非确切的治疗手段。目前，临床多用且有效的为多种延缓小肠排空手术。

1.逆蠕动小肠段间置术　取带蒂残肠末段10cm，翻转后吻合。

2.小肠人工瓣膜成形术　利用肠管自身套叠或制作残端乳头形成以抵挡肠内容通过的瓣膜样结构。

3.再循环肠进。

第八节　肠息肉

肠息肉系指从肠黏膜表面突出至肠腔内的息肉状病变。

一、病理

肠道的任何部位均可发生息肉，但大肠息肉发病率明显高于小肠。就大肠而言，越接近肛端，发生率越高。息肉可为单个或多个；息肉大小可自数毫米至数厘米；息肉可有长达数厘米的蒂，也可广基无蒂地贴附于黏膜表面。肠息肉从病理组织学上大致分为四类：

1.腺瘤性息肉　为最常见的一类。息肉由腺上皮增生形成，故又称为真性息肉。乳头状腺瘤、绒毛状腺瘤等亦包括在此类之中。

2.炎性息肉　肠黏膜长期受炎症刺激而增生形成，如溃疡性结肠炎、Crohn病、血吸虫病等疾病中发生的息肉样病变。

3.错构瘤息肉　幼年型息肉、黑斑息肉病的息肉等属于此类。

4.其他　如黏膜肥厚增生所形成的增生性息肉，黏膜下淋巴滤泡增生而致的息肉，某些类癌的息肉等。

肠息肉的常见并发症为出血、感染、癌变（一般认为，达2cm左右的息肉应警惕恶变），较大的息肉因导致蠕动异常可诱发肠套叠。

二、诊断

（一）临床表现

无并发症的小息肉常毫无症状。息肉渐大后，常可出现反复发作的腹部隐痛、黑便或血便；诱发肠套叠者出现相应症状。大肠息肉特别是直肠息肉较早出现大便黏液增多、黏液便、黏液血便、血便等症状。炎性息肉的临床则与其原发病有关。

（二）辅助检查

1.X线检查　较大的小肠息肉可被小肠X线钡餐造影发现；结肠钡剂灌肠可显示大部分的结肠息肉。

2.内镜检查　直肠镜、乙状结肠镜及纤维结肠镜检查是大肠息肉大体观察及组织学活检的最佳手段。

三、治疗

1.无症状的小息肉可密切随诊观察。

2.炎性息肉以治疗原发病为主。

3.距肛缘30cm以内的息肉可经乙状结肠镜切除。有蒂者可用圈套器套扎蒂部后切除；基底部较宽者则需使用电灼。较高部位的结肠息肉可经纤维结肠镜切除。

4.有症状的小肠息肉、可疑恶变的结肠息肉以及难于经内镜处理的结肠息肉应剖腹手术，做息肉单纯切除或肠段切除。

第九节　肠息肉病

肠息肉病系指以肠道广泛发生数目非常多的息肉，且各具其特殊临床表现的一组综合征。此类综合征多与遗传因素有关。

【黑斑息肉综合征】

黑斑息肉综合征（Peutz–Jeghers syudrome）又称多发性消化道息肉综合征，以黏膜皮肤色素沉着和胃肠多发性息肉为特征。

一、病因与病理

本病系遗传性疾病，其遗传方式为常染色体显性遗传，可隔代遗传。据报道，家族中发病率约为36%，多为双亲与子女同胞间同时发病，且大多为儿童或青年发病，亦有在老年时才发现者。其息肉特点是具有错构瘤的典型组织学表现。其上皮组织与所在部位的上皮相同，但外形呈隆起形；镜下可见黏膜下层中有分支的平滑肌束。该病约有2%～3%发生癌变。

二、诊断

（一）临床表现

1.色素沉着　主要分布在口唇（下唇更多）和颊黏膜，其次是手指及足趾（背、掌两侧均有）。龟头、阴唇等处亦有波及者。色素沉着斑呈淡褐、深褐、黑褐和蓝黑色不等，对称散在性分布，可为圆形、椭圆形或不规则形，直径约0.2～5cm，不高出皮肤表面。

2.胃肠道息肉　部位很广泛。小肠息肉较多见，其次为结肠，胃息肉较少见。息肉数目多少不一、大小不等，多者可达数百枚，大者直径可达3～4cm。胃肠道的首发症状为便血、腹痛或腹痛合并便血。腹痛常见原因是并发肠套叠。

3.约不到5%的患者仅有肠息肉而无色素沉着，另有5%仅有色素沉着而无胃肠息肉。

（二）辅助检查

内镜检查可见胃肠多发性息肉，可形成团聚的肿块，质软，呈红色或带紫色斑点。组织活检为错构瘤表现。胃肠钡剂检查可见胃肠道多发息肉征象。

三、治疗

1.色素斑不必治疗，必要时可试行激光、CO_2冷冻等疗法。

2.本病息肉癌变率低，故无症状者可密切观察，定期随诊。部分胃和结肠息肉可经胃镜或结肠镜行电凝切除。如发生出血或肠套叠等并发症，应及时手术。对个别孤立较大的息肉可经肠壁切开切除，对密集于某一肠段的多发息肉引发反复腹痛者，可做肠段切除。

【家族性结肠息肉病】

家族性结肠息肉病又称家族性结肠腺瘤性息肉病，为一种少见的遗传性大肠息肉病。大多有家族史，属常染色体显性遗传，以几乎100%的癌变率为临床特征。

一、病理

家族性结肠息肉病的息肉大多从12岁左右开始出现，初起部位多在乙状结肠和直肠结肠。随年龄增长，息肉渐多渐大，且向结肠近侧蔓延。至20岁左右时息肉多已遍及全大肠；大肠全切除标本有上百枚息肉，息肉大小不等，直径可从数毫米至数厘米。本病只累及大肠而不侵犯小肠。

镜下，组织学结构为息肉状腺瘤，部分可有绒毛状形态。

本症息肉的癌变率极高，几乎达100%。癌变多发生于30岁左右，多先从直肠、乙状结肠发生，但本病的癌变具有明显的多中心性，且发病早、发展快、易扩散，预后极差。

二、诊断

1.临床表现　症状多出现在20岁左右，常见症状为大便带血、便次增多、黏液血便等，部分患者甚至排便时有息肉脱出至肛外。全身症状，如乏力、消瘦、贫血等亦较常见。直肠指诊可触及状如葡萄串样息肉。

2.辅助检查　直肠镜、乙状结肠镜、结肠镜检查均可见大肠壁上充斥着大小不等的息肉，甚至难以看到正常黏膜。

三、治疗

鉴于家族性结肠息肉病最终必然发展为癌，因此诊断一经明确，即应手术治疗。

1.大肠全切除术及永久性回肠末端腹壁造口　根治效果确切。

2.全结肠切除及回肠直肠吻合、直肠息肉电灼切除或损毁术　保留了直肠肛管的排便功能，但直肠内的息肉往往难以防止复发及癌变。

【Gardner综合征】

Gardner综合征为Gardner和Richard于1953年首先报道，也是一种常染色体显性遗传性疾病，比家族性结肠息肉病更少见。

Gaidner综合征的临床特征是除结、直肠息肉病外，还可先后伴发以下病症的一种或数种：

1.主发于上、下颌骨的骨瘤或骨疣。

2.上皮性囊肿。

3.软组织纤维瘤。

4.硬纤维瘤。

5.手术后的肠系膜纤维瘤病。

Gardner综合征的息肉亦为癌变率很高的腺瘤性息肉，但发病与家族性结肠息肉病有所不同，前者在结、直肠比较分散，还可见于小肠；息肉可迟至30～40岁才出现。

Gardner综合征的治疗原则与家族性结肠息肉病相同。

【Turcot综合征】

Turcot综合征系Turcot等于1959年首次报道，又称神经胶质瘤息肉综合征。

Turcot综合征罕见，临床以大肠多发性腺瘤，合并中枢神经系统肿瘤为特殊征象。有家族史，属常染色体隐性遗传疾病。

Turcot综合征的息肉亦为癌变率很高的腺瘤性息肉，故其息肉的治疗原则与家族性结肠息肉病相同；肠外肿瘤的处理与其他无息肉病者相同。

【Cronkhite-Canada综合征】

Cronkhite-Canada综合征为Cronkhite和Canada于1955年报道而命名。本症多在中年以后发病，平均发病年龄为62岁。临床特征为胃肠道多发息肉，合并指甲萎缩、脱发、皮肤色素沉着以及腹泻和营养不良。但此综合征的胃肠道息肉并不一定金属腺瘤性息肉而可以为错构瘤性息肉。严格地说，此症不应包括于家族性息肉病类内。

第十节　小肠肿瘤

小肠肿瘤的发病率远较消化管其他部位低，占胃肠道肿瘤的1.4%～5%。据国内资料统计，小肠肿瘤以恶性肿瘤居多，约占3/4，良性肿瘤约占1/4。男女发病率约1.64：1，发病年龄多在40岁以上。

一、分类与病理

（一）小肠良性肿瘤

按发病率的高低，依次为腺瘤＞平滑肌瘤>脂肪瘤＞血管瘤，纤维瘤、神经纤维瘤、淋巴管瘤等均罕见。按发生部位则依次为回肠＞空肠＞十二指肠。

1.小肠腺瘤　较多见于十二指肠，可为大小不一的单发息肉样病变，亦可成串并累及全部小肠。绒毛乳头状腺瘤容易癌变。

2.小肠平滑肌瘤　好发于回肠，多单发。可分腔内、壁间及腔外三种生长方式，以前者多见。肿瘤呈扩张性生长，常因血供不足发生溃疡、糜烂、出血，少数可有囊性变或穿孔。15%～20%的平滑肌瘤发生恶变。

3.小肠脂肪瘤　好发于回肠末端，为起源于黏膜下的界限　明显的脂肪组织肿块。常为单发，血管丰富的脂肪瘤称为血管脂肪瘤。

4.小肠血管瘤和血管畸形　血管瘤源自黏膜下血管丛和淋巴组织，亦可来自浆膜下血管，以空肠居多，可分为毛细血管瘤、海绵状血管瘤、混合性毛细血管瘤，单发时形如息肉突入肠腔，弥漫浸润血管瘤则形态多样化且累及藩围广。血管畸形由于肠壁黏膜下层小动脉、小静脉扩张、扭曲变形、毛细血管呈簇状增生并形成沟通。血管瘤和血管畸形的临床表现特点为反复无痛性间歇性出血，常为自限性。

（二）小肠恶性肿瘤

以腺癌、类癌、平滑肌肉瘤及恶性淋巴瘤为多，脂肪肉瘤、纤维肉瘤少见。约半数发生在回肠，其中以类癌最多见，十二指肠与空肠均以腺癌为主。

1.小肠腺癌　约占小肠恶性肿瘤半数，发病部位以十二指肠最多，尤以降部为著。组织学分为腺癌、黏液腺癌及未分化癌，以分化较好的腺癌为多见。淋巴结转移较早。

2.小肠类癌　见本章类癌部分。

3.小肠平滑肌肉瘤　可为原发，亦可继发于平滑肌瘤的恶变。主要经血行转移至肝；其次，通过淋巴或腹膜种植转移。

4.小肠淋巴肉瘤　原发性小肠恶性淋巴瘤中以淋巴细胞肉瘤最常见，其次是网状细胞肉瘤和霍奇金病。发病部位以回肠为多。

二、诊断

（一）临床表现

1.腹痛　为最常见的症状。多为隐痛、胀痛，并发肠梗阻时则为阵发性剧烈绞痛。

2.肠道出血　一般为间断发生的柏油便或血便，长期小量反复出血常不易被察觉，但急性大出血也并不多见。

3.肠梗阻　因肿瘤诱发的肠套叠为最多见的梗阻原因，有时还可诱发肠扭转。肠套叠往往为慢性复发性。另外，肿瘤引起的肠腔狭窄及对邻近肠管的压迫也是肠梗阻的原因。

4.腹内肿块　多见于来源于间叶组织的肿瘤。一般肿块活动度较大。

5.肠穿孔　多发生于小肠恶性肿瘤。急性穿孔表现为急性弥漫性腹膜炎，慢性穿孔则可形成内瘘或肠外瘘。

6.类癌综合征　多见于肠道类癌并肝转移者。主要表现为阵发性面、颈部和上躯体皮肤潮红，腹泻，哮喘；常因进食、饮酒、情绪激动、按压肿瘤等而诱发。

（二）辅助检查

1.X线钡餐小肠造影可发现较大的向腔内生长的肿块，小肠气钡双重造影可提高小肿瘤的诊断率。

2.选择性腹腔动脉造影对多血管性肿瘤，如平滑肌瘤、血管瘤、血管畸形有定性和定位诊断价值。

3.纤维小肠镜已逐步进入临床。

4.放射性核素扫描（ECT）可发现处于急性出血状态的肿瘤，但定位性诊断价值较小，可作为血管造影的先期检查。

5.怀疑类癌可做尿中5-羟吲哚乙酸测定。

6.B超、CT可明确腹部肿块的性质及与肠管的关系。

7.必要时可剖腹探查。

三、治疗

1.小的或带蒂的良性肿瘤可做肠壁楔形切除术。

2.较大的或局部性多发肿瘤做肠段切除术。

3.恶性肿瘤应做连同肠系膜及区域淋巴结在内的根治性切除术。术后辅助化疗或放疗。

4.对无法切除又已导致或将要导致肠梗阻的肿瘤，做短路性小肠侧，侧吻合术。

第十一节　结肠癌

结肠癌为消化道常见的恶性肿瘤。在我国，发病率次于胃癌和食管癌，居第3位，年死亡率4.01/10万。近年来，发病率有上升趋势，发病年龄以41～50岁为高峰期。

一、病因

结肠癌的病因迄今尚未十分明确，以下因素可能与发病有关：

1.高脂低纤维饮食　高脂饮食可增加大肠内与致癌的多环芳香烃结构类似的胆酸、中性胆固醇及其代谢产物的滞留量；另外，高脂低纤维饮食可使大肠中的厌氧菌（含有1种多环芳香烃形成的关键酶）量增多。

2.环境因素　结肠癌具有明显的地区分布性，地区发病率差别可达20倍。

3.约10%的大肠癌与遗传有关，均为常染色体显性遗传。

4.家族性结肠息肉病为公认的癌前疾病。

5.其他高危因素，如腺瘤状息肉、结肠血吸虫病、溃疡性结肠炎及盆腔接受过放射治疗等。

二、病理

（一）结肠癌大体形态分型

1.肿块型　瘤体较大，突向肠腔内，易发生溃烂、出血、继发感染；但此型一般生长较慢，向周围浸润程度较小，转移也较晚。此型较多见于右半结肠。

2.浸润型　肿瘤在肠壁内浸润扩展，癌肿内纤维组织反应显著，质地较硬，转移发生较早，易于引起肠腔狭窄及肠梗阻；此型多见于左半结肠。

3.溃疡型　肿瘤向肠壁深层生长并向周围浸润，早期即可有溃疡，边缘隆起，底部深凹，易发生出血、感染、穿透。此型为结肠癌最常见类型。

（二）组织学分类

1.腺癌（包括乳头状腺癌及管状腺癌），最常见，约占80%左右。

2.黏液癌及印戒细胞癌。

3.未分化癌。

4.其他，如腺棘癌、腺鳞癌等。

（三）临床病理分期

我国对Dukes分期法的补充为：

A期：癌局限于肠壁内。

A_0期：癌局限于黏膜内。

A_1期：穿透黏膜肌层达黏膜下层。

A_2期：累及肠壁肌层但未穿透浆膜层。

B期：穿透肠壁但无淋巴结转移。

C期：穿透肠壁且有淋巴结转移。

C_1期：淋巴结转移仅限于结肠壁或结肠旁。

C_2期：转移至系膜及系膜根部淋巴结。

D期：已有远处转移或腹腔转移，或肿瘤已广泛侵及邻近脏器无法切除。

三、诊断

（一）临床表现

结肠癌进展较慢，早期多无症状；当癌肿体积增大至一定程度或有继发性病变时才出现症状，且其症状与癌肿部位有关。

1.排便习惯与大便性状改变　常为较早出现的症状，表现为排便次数增加、腹泻、便秘，粪便带血、黏液或为脓血便。

2.腹痛　也是较早出现的症状，常为隐痛或胀痛，疼痛部位亦多不恒定。

3.腹部肿块。

4.肠梗阻　晚期并发梗阻时表现为慢性低位不全梗阻症状。左半结肠癌有时以此为首发症状。

5.全身症状　贫血、消瘦、乏力、低热等肿瘤中毒症状。

右半结肠癌常以全身症状、贫血、右侧腹部肿块为主要表现，其血便为血与粪便混合呈红褐色，较少发生肠梗阻；左半结肠癌则由于肠腔相对狭小，易出现腹痛及肠梗阻，血便常附于粪便表面呈鲜红色。

（二）辅助检查

1.实验室检查

（1）大便潜血检查：仍是目前筛选大肠癌的常用方法。近年来，用人血红蛋白制备抗血清做免疫潜血试验，能提高诊断率。

（2）血常规检查：常示贫血。

（3）癌胚抗原（CEA）：特异性不高。对监测术后复发有一定的参考价值。

2.乙状结肠镜及纤维结肠镜检查　是结肠癌最好的确诊方法，能直视病变以及同时做活组织检查。

3.结肠X线气钡双重对比造影　可清晰显示肠道的肿物、溃疡及狭窄等病变。漏诊率与肠道准备满意与否以及操作者的技术水平有关。与结肠镜检查互补可提高诊断率。

（三）结肠癌早期诊断要点

凡中年以上有下列表现而又原因不明者，应疑为结肠癌：

1.近期内出现排便习惯改变或持续性腹部不适。

2.粪便带血、黏液。

3.进行性贫血及体重减轻。

4.腹部肿块。

四、治疗

（一）手术治疗

基本原则是进行肿瘤所在肠段及其相应的肠系膜和所属区域性淋巴结的切除。手术方法和范围取决于肿瘤的部位和浸润范围。

1.结肠癌根治性切除术　见小肠结肠手术。

2.结肠癌并发急性肠梗阻的手术原则

（1）右半结肠癌：①一般可做右半结肠切除一期回肠横结肠吻合术。②若患者全身情况不允许，先做盲肠造口，病变留待二期手术切除。③若病变已不能切除，可将回肠末端切断，近切端与横结肠端一侧吻合，远切端做回肠断端造口。

（2）左半结肠癌：①一般应分期手术，先做横结肠袢式造口，再二期手术根治性切除。②若肿瘤切除无困难且患者全身情况允许，可将病变切除。切除后可按三种方式处理，部分经严格选择的病例可做一期吻合；吻合再建后将吻合口段外置，二期手术还纳；两断端并做双造口，或近切端造口、远切端缝闭，二期手术重建。

（二）其他治疗

1.经结肠镜治疗　有蒂的结肠腺瘤癌变可经结肠镜用高频电凝切除。但若切除标本病理检查证实癌组织累及腺瘤根部则应剖腹根治性切除。

2.化学药物治疗　常用的为5-氟尿嘧啶，0.75 g/d（12 mg/kg），连续5天静脉滴注；后剂量减半，隔天一次；每疗程总剂量8～10 g。丝裂霉素6～10 mg/周，一次静脉滴注，40～60 mg为1个疗程。术后亦可参考此方案进行辅助化疗，但剂量宜酌减。

3.免疫及其他疗法　近年来，有许多免疫调理及免疫增强药物进入临床，疗效尚难肯定。

第十二节　缺血性结肠炎

直至20世纪60年代才将结肠局限性缺血所致的病变单独列为一项疾病，并命名为缺血性结肠炎（ischemic colitis）。

一、病因与病理

缺血性结肠炎指原因不肯定、自发性、局限性的结肠缺血，一般不包括血栓形成、栓子栓塞等病因明确、累及范围较广泛的结肠缺血。本病多见于中老年。缺血性结肠炎可发生于结肠的任何部位，但以肠系膜上、下动脉交接的部位，如结肠脾曲，以及直肠乙状结肠交接部最常见。近年来，发现本病发病与口服避孕药有关。

二、诊断

（一）临床表现

典型的临床表现为患有心血管疾病的老年患者，突发腹部绞痛，以左下腹部多见，并多在24小时内出现大便次数增多及血便；体检腹部相应部位可有压痛，肛门指检见指套上有血迹。病程多为自限性，轻者可在数日内恢复，重者则腹泻便血症状持续较长时间，但无加重趋势。若表现为急腹症，腹痛剧烈、腹膜刺激征明显，并有发热、脉快、WBC计数升高及休克征象者，则示肠壁全层坏死并急性腹膜炎。

（二）辅助检查

1.实验室检查　可有白细胞升高，血液浓缩，肠坏死者腹腔穿刺可获得血性渗液。

2.钡剂灌肠检查　发病早期的典型X线征为黏膜下出血所造成的指压痕征。后期的影像有结肠袋轮廓改变、肠管狭窄、溃疡龛影等。

3.结肠镜检查　为明确诊断的有效手段。可见黏膜轻度非特异性炎症或多发性溃疡或有血痂；活检有典型的缺血坏死、黏膜下水肿、出血和毛细血管扩张。

（三）鉴别诊断

该病依据典型病史及X线、结肠镜检查可明确诊断。有时需与溃疡性结肠炎、结肠Crohn病相鉴别。其要点为：病情变化快，多为一过性、可逆性改变，几天内复查结肠镜可见明显改善。

三、**治疗**

（一）保守治疗

适于无腹膜刺激征、全身情况较稳定者。包括禁食、补液、应用抗生素，密切观察病情变化。对并存病给予必要处理。发病与口服避孕药有关者应停药。

（二）手术治疗

1.急性腹膜炎　急诊剖腹切除坏死肠管；坏死肠管切除后，一般做结肠造口，个别情况较好者也可考虑一期吻合再建。

2.肠狭窄肠梗阻　择期性结肠部分切除术。

（陈书宽　张笃琛　薛崇飞　杨朋来　韩建峰　高　艳　陈壮壮）

第五章 阑尾疾病

第一节 急性阑尾炎

自1886年Fitz首先予阑尾炎（appendicitis）命名，1889年McBurney提出外科治疗本病的观点以来，急性阑尾炎一直是外科最常见的急腹症。

一、病因与病理

（一）病因

阑尾为一细长而管腔狭小的盲管，阑尾腔的机械性梗阻是诱发阑尾急性炎症的主要病因。阑尾腔阻塞后，黏液分泌增多，腔内压力升高血运发生障碍，阑尾壁充血、水肿，甚至坏死、穿孔。此外，胃肠道疾病（急性胃肠炎、炎性肠病、血吸虫病等）直接蔓延至阑尾，或引起阑尾管壁肌肉痉挛，使血运障碍引起炎症。同时，在机体或局部抵抗力降低时，阑尾也可因细菌入侵而引起炎症。

（二）病理

1.急性单纯性阑尾炎　表现为黏膜充血、水肿、中性粒细胞浸润、黏膜面可能出现小的出血点和溃疡，浆膜面也可充血水肿。

2.急性化脓性阑尾炎　亦称蜂窝织炎阑尾炎，此时炎症加重。阑尾肿胀显著，浆膜面高度充血，有脓性渗出物附着，壁内可有小脓肿形成，腔内亦有积脓。阑尾周围肠腔内有稀薄脓液，形成局限性腹膜炎。

3.坏疽及穿孔性阑尾炎　病变进一步加重，阑尾壁坏死或部分坏死，呈暗紫色、灰黑色。穿孔的部位多在阑尾近端，若在穿孔前已被大网膜包裹，便形成阑尾周围脓肿，否则穿破至腹腔引起急性弥漫性腹膜炎。

二、诊断

（一）临床表现

1.症状

（1）腹痛：多起于上腹部或脐周，多为持续性钝痛，可有阵发性加重；数小时乃至24小时后，腹痛转移并固定在右下腹部。这种转移性右下腹痛是急性阑尾炎的典型症状。阑尾位置不同，其腹痛部位也有区别，如盲肠后位在侧腰部、盆腔位阑尾炎痛在耻骨上区、高位阑尾炎在右上腹部等。在急性腹痛过程中，一旦腹痛突然减轻，常为阑尾穿孔（阑尾腔内压力锐减所致），但全身症状和局部体征并不减轻，并且疼痛减轻后不久又逐渐加剧。

（2）胃肠道症状：恶心、呕吐常出现在病程早期，盆腔位阑尾炎可刺激直肠、膀胱引起腹泻、尿痛症状。弥漫性腹膜炎时可致麻痹性肠梗阻。

（3）全身反应：早期可有乏力、头痛等。急性单纯性阑尾炎，体温一般在37.5～38℃，化脓性常伴寒战、高热、体温在38.5℃～39℃以上。如并发门静脉炎可出现黄疸。老年人反应性低，体温可不太高，小儿体温多在38℃以上。体温升高一般发生在腹痛以后。

2.腹部体征

（1）右下腹压痛：炎症仅局限于阑尾本身时，压痛点通常位于麦氏点（McBurney点，髂前上棘与脐连线中外1/3交界处）或兰氏点（Lanz点，两侧髂前上棘右1/3点），一旦炎症扩散至阑尾以外部分，压痛范围随之扩大，但仍以阑尾部位压痛点为最剧。相应部位可有反跳痛。

（2）腹肌紧张：早期检查时有右下腹肌肉抵抗感，若有穿孔和腹膜炎，则出现右下腹肌强直，范围扩大。

3.其他体征

（1）间接压痛（Rovsing征）：左下腹部加压时，结肠内气体被挤入盲肠，刺激发炎的阑尾而引起右下腹痛。

（2）腰大肌实验：患者取左侧卧位，右腿伸直或过度后伸，在盲肠后位的急性阑尾炎时，腰大肌因受刺激而致痛。

（3）直腿抬高实验：用手按压在右腰部压痛点，患者的右腿伸直抬高时，若为盲肠后位阑尾，感疼痛加剧。

（4）闭孔内肌试验：患者平卧，右腿屈曲，转动髋关节，可引起下腹痛，见于阑尾盆腔位靠近闭孔内肌。

（5）右下腹三角形皮肤感觉过敏区（Sherren三角区）：急性阑尾炎早期，阑尾腔梗阻时，右下腹的胸10～12神经分布点范围内有皮肤过敏现象，通常在左髂嵴最高点、右耻骨嵴和脐孔构成的三角区，称Sherren三角。在阑尾已穿孔或坏死后，皮肤过敏现象可随即消失。

（6）Deaver征：深呼吸或咳嗽时引起右下腹痛。

（7）直肠指诊：盆腔位阑尾时，直肠右前壁有触痛；如有盆腔脓肿时，可触及痛性肿块。

（二）辅助检查

1.实验室检查　白细胞总数及中性粒细胞升高。单纯急性阑尾炎白细胞计数在 $12 \times 10^9/L$ 左右，中性粒细胞在0.8以上；化脓坏疽性阑尾炎白细胞计数在 $(15～20) \times 10^9/L$ 左右，中性粒细胞在0.95以上。

2.X线检查　对不典型急性阑尾炎有一定帮助。

（1）回肠末端反射性肠腔积气积液。

（2）阑尾区条絮状气影。

（3）部分患者可发现阑尾结石。

（4）阑尾穿孔后部分患者可产生腹、肠管扩张、积气、积液明显。

3.B超检查　用加压超声探头检查，可发现急性阑尾炎阑尾呈低回声的管状结构，压之形态不改变、僵硬，横切面呈同心圆似的靶样结构图像，并以此特征作为急性阑尾炎的超声诊断标准。B超对坏疽及穿孔阑尾炎显示困难，但作为一种特异的、安全的辅助手段，尤其适用于可疑急性阑尾炎或诊断困难的患者，特别是儿童、妇女及老年患者。

（三）鉴别诊断

如果阑尾在正常解剖位置，依靠转移性腹痛、右下腹压痛、反跳痛即诊断急性阑尾炎的可靠依据。但仍有一部分病例，临床症状及体征不典型，诊断有困难，极易误诊。在鉴别诊断时应注意与下述情况区别：

1.妇科疾病

（1）卵巢滤泡破裂：多发生在青年妇女。右侧卵巢滤泡破裂出血刺激腹膜可引起右侧腹痛，但无转移性右下腹痛，腹痛为突然发生伴阴道流血，疼痛部位先开始于一侧，很快扩散到整个下腹部，出血量大时，发展至全腹痛。腹腔穿刺可抽出新鲜血液。症状多发生在两次月经之间，即前次月经后12～14天。

（2）黄体破裂：症状和体征同滤泡破裂，腹痛发生在月经中期以后，即下次月经前14天以内。

（3）卵巢囊肿蒂扭转：为突然发生上腹部及脐周痛，伴恶心、呕吐。压痛部位较阑尾位置低，多在耻骨上偏右或偏左。妇科检查，包块与子宫相连，宫颈触痛剧烈。

（4）右侧输卵管妊娠破裂：可突然发生剧烈腹痛，大出血可出现休克症状，患者有肛门下坠感，全腹压痛，近期有停经及阴道流血史。腹腔穿刺及阴道后穹隆穿刺抽出新鲜血液，尿HCG等妊娠试验阳性。

（5）急性输卵管炎（输卵管积脓或积液破裂）：多发生于已婚妇女，疼痛位于左、右下腹部，位置偏低，无转移性腹痛。发病多在月经前，白带过多，阴道内有脓性分泌物。

2.右下肺肺炎、胸膜炎　早期体温升高，常有上呼吸道感染病史，患者咳嗽、胸痛、呼吸急促，听诊有啰音、胸膜摩擦音，右下腹压痛轻微，全身症状明显。胸片具有鉴别价值。

3.急性肠系膜淋巴结炎　多见于儿童，常伴有上呼吸道感染症状或病史，先发生高热后有腰痛，右下腹压痛广泛，稍偏内侧，无转移性腹痛。

4.急性胃肠炎　主要表现为腹痛、腹泻、恶心、呕吐、便后腹痛减轻。压痛范围广泛无肌紧张。大便常规有红细胞、脓球。

5.胃、十二指肠溃疡穿孔　可有溃疡病史，急腹痛一开始就剧烈且持续存在，主要位于上腹部及右上腹部，右下腹虽有压痛但不如穿孔部位压痛明显，肝浊音界消失，腹部X线片可见膈下游离气体。

6.急性胆囊炎　当胆囊位置较低或阑尾位置较高时，急性阑尾炎与急性胆囊炎相混淆。发病前有高脂餐史，无转移性右下腹痛，疼痛向肩部放射，如伴有胆石，可伴有阵发性绞痛，黄疸，尿中胆红素阳性。

7.肠蛔虫症　小儿多见，腹痛位于脐周，部位不固定，为阵发性。腹软无固定压痛点，无肌紧张，可扪到蛔虫团，不固定。

8.腹型紫癜　腹痛的发生是由于腹膜或肠系膜广泛点状出血所致。为阵发性剧烈绞痛，多在脐周或下腹部，无转移性腹痛、肌紧张。有药物过敏史，皮肤、口腔黏膜同时有出血点。

9.先天性回肠憩室（Meckel憩室）炎或穿孔　因憩室位于回肠末端，发炎时与急性阑尾炎难以鉴别。主要症状有下腹中部及右下腹部疼痛、压痛，腹肌紧张，白细胞升高。无转移性右下腹痛。

10.Crohn病　多发生在回肠末端，症状、体征与急性阑尾炎相似，但无转移性右下腹痛。过去有反复发作病史，有腹泻和便中带血症状，全身中毒症状较阑尾炎重。

11.右侧输尿管结石　为阵发性绞痛，并向会阴部放射，肾区有明显叩痛，尿中有红细胞，腹部X线片可见结石影。

四、治疗

（一）手术治疗

急性阑尾炎诊断一经明确，应及早手术治疗。

1.急性单纯性阑尾炎　阑尾切除术。

2.急性化脓性或坏疽性阑尾炎　阑尾切除术。视术中情况可在腹腔或切口内留置引流物。

3.阑尾周围脓肿　脓肿无局限趋势应做脓肿引流术；阑尾切除与否视局部病理状况而定。

（二）非手术治疗

1.适应证

（1）急性单纯性阑尾炎，有其他手术禁忌者。

（2）阑尾周围脓肿已有局限趋势，并中毒症状不重者，待脓肿消散后3个月，再考虑阑尾切除。

2.治疗方法

（1）卧床休息，流质饮食或禁食、补液。

（2）应用有效抗生素（庆大霉素、氨苄西林）及甲硝唑联合用药。

（3）右下腹热敷或局部理疗，促进炎症消散和吸收。

（4）可辅以中医药、针灸等治疗。

第二节　几种特殊的急性阑尾炎

【老年人急性阑尾炎】

一、特点

1.老年人反应低下，发病时症状不典型，腹痛、压痛、肌紧张、体温等症状、体征均较轻。

2.老年人防御能力弱，急性炎症易扩散，病情发展快，以急性炎症表现至阑尾化脓、坏疽、穿孔、阑尾脓肿形成，在数天内可发生。

3.老年人常伴发动脉硬化、糖尿病、肾功能不全等，使病情更趋复杂、严重。

二、治疗

急性阑尾炎一般治疗原则也适用于老年人，力争早期诊断、早期手术，注意老年人伴发内科疾病的处理。术后防止肺部并发症及静脉内血栓形成。

【妊娠期急性阑尾炎】

一、特点

1.妊娠期阑尾和盲肠被胀大子宫推向外上方，妊娠3个月时阑尾基底部位于髂嵴下2横指，5个月时达髂嵴水平，8个月时达髂嵴上2横指，分娩10天后回到原处。阑尾因移位受压、发炎机会增多，发病多在妊娠后6个月内。

2.妊娠早期急性阑尾炎　在妊娠最初3个月，急性阑尾炎的临床表现与一般急性阑尾炎相同。

3.妊娠中晚期急性阑尾炎　随着子宫逐渐增大，盲肠与阑尾位置发生改变，触痛点也随之升高。妊娠晚期，阑尾被增大子宫覆盖，压痛常位于右侧腰部，腹前壁压痛不明显。当阑尾穿孔并发腹膜炎时，腹肌紧张也可不明显。由于阑尾刺激引起子宫收缩，可致早产；同时，妊娠子宫把大网膜、小肠推向一侧，大网膜难以包裹阑尾，阑尾穿孔后，引起弥漫性腹膜炎的危险增加。因此，早期诊断非常重要。

二、治疗

1.妊娠早期（1～3个月）急性阑尾炎　与一般阑尾炎一样，症状轻可采用非手术治疗。症状重时在加强保胎基础上手术治疗，理由是手术可致流产。

2.妊娠中期（4～7个月）急性阑尾炎　同上。症状轻非手术治疗，症状重手术治疗，理由是手术牵拉子宫可引起早产。

3.妊娠晚期（8个月以上）阑尾炎　多数人主张一经确诊立即手术。

4.尽量不用腹腔引流，加强术后护理，运用广谱抗生素，加强保胎以防流产、早产。

【异位急性阑尾炎】

1.高位阑尾炎（肝下阑尾炎）　阑尾发炎时，患者感右侧脐旁及右上腹痛，腹部压痛与肌紧张也以右上腹最明显。临床上需与急性胆囊炎、十二指肠壶腹部溃疡相鉴别。

2.盲肠后（腹膜外）急性阑尾炎　腹痛开始在上腹部或脐周，继而转移到右下腹或右腰部。右侧腰部明显压痛，前腹壁检查只有轻微压痛，但反跳痛明显。腰大肌试验阳性，右输尿管受累，尿中有少量红、白细胞，髂腹股沟神经受累，在股前方阴囊部疼痛。

3.盆腔急性阑尾炎　开始为上腹部、脐周痛，转移至腹下部及两侧，往往局限于髂窝部，压痛点、肌紧张位于耻骨上方或腹膜间韧带以上。如阑尾靠近膀胱、直肠可引起尿痛、尿频、大便次数增加，直肠指诊及阴道指诊盆腔右壁有触痛。

4.右侧腹部、腹中部阑尾炎　少见，症状类似典型阑尾炎，但转移性痛位于右侧腹部或中腹部，压痛、反跳痛、肌紧张亦以右下腹明显。

第三节　慢性阑尾炎

一、病因与病理

大多数慢性阑尾炎是急性阑尾炎消退后留下来的病变，或由于阑尾腔内有粪石、虫卵等异物或扭曲、粘连等致管腔狭窄，发生慢性炎性变化。病理表现为在黏膜和浆膜层可见到小淋巴细胞、嗜酸粒细胞为主的慢性炎性细胞浸润及纤维组织增生，阑尾管腔狭窄或闭锁周围有粘连形成。

二、临床表现

1.腹痛　常为慢性右下腹痛，腹痛可为间歇性发作或持续性隐痛或不适。间歇性腹痛，多见且常有典型的急性阑尾炎发作史，以后有多次右下腹痛发作。剧烈活动、饮食不节可诱发之。

2.胃肠道功能障碍　上腹部不适、食欲缺乏、腹痛、便秘、大便次数增加等。

3.体征　右下腹局限性压痛，位置固定，经常存在。

4.X线钡餐　具有意义的表现为，透视下显示阑尾有明显压痛；或阑尾未显示，但在盲肠一方有局限性压痛，且压痛点随盲肠位置的改变而移动。

三、诊断

应认识到慢性阑尾炎的诊断相当困难。诊断上应从以下四点分析：

1.有过典型急性发作史。

2.右下腹有一经常存在和位置固定的压痛点。

3.有上述X线钡餐的有意义发现。

4.排除其他疾病可能。

四、治疗

慢性阑尾炎的治疗是行阑尾切除术。但术前必须确诊，否则就不能保证疗效，甚至会加重病情，而使病情复杂化。术中发现阑尾外观正常，应探查邻近脏器，以明确诊断。

第四节　阑尾黏液囊腺瘤

原发性阑尾黏液囊腺瘤是属于上皮来源肿瘤，1842年，由Rokitamsk首次报道。临床上传统地将其分为良性和恶性两种。

一、病理

1.阑尾黏液囊肿　也称阑尾良性黏液瘤，在黏液囊腺瘤中80%属此型，其发生多由于阑尾先天异常或后天慢性炎症狭窄造成阑尾腔梗阻，梗阻腔内在无细菌生长、无异物存在和无炎性反应的情况下，黏膜细胞继续分泌黏液物质，积存腔内形成黏液囊肿，因此它不是肿瘤而是一种潴留性囊肿。按囊肿梗阻部位和囊肿形成位置可分为两型：全阑尾型和终端型。

2.原发性阑尾恶性黏液囊腺瘤　也称阑尾黏液囊腺癌，是阑尾源性真性肿瘤。其外观与良性黏液囊肿相似，组织病理上则为恶性表现。其破裂后可直接在腹腔内播散，种植形成腹膜假性黏液瘤（pseudomyxoma peritonei）。不过，腹膜假性黏液瘤也可由卵巢黏液瘤和黏液癌种植腹腔引起。

二、诊断

临床上无特异表现，瘤体较小者可无任何症状、体征，可在腹部其他手术时偶然发现。较大者可诉右下腹部无痛性包块或右下腹不适。有症状者临床上酷似急、慢性阑尾炎或阑尾周围脓肿。恶性黏液囊腺瘤并发腹膜假性黏液瘤可有大量流动性腹水、腹胀、肠粘连、肠梗阻甚至肠瘘等症状。

准确的术前诊断依赖于对本病有足够的认识和高度警惕性，遇到以下情况应考虑到本病可能性：

1.年龄在40岁以上。

2.右下腹长期隐痛、腹泻，抗炎及对症治疗无效而明显加重者。

3.持续存在右下腹无痛性肿块，药物抗感染治疗月余肿块无明显变化或有增大者，无恶病质及并发急性阑尾炎表现，女性排除妇科疾病者。

4.B超提示有下腹出现单发混合性或内容物黏稠的囊性占位病变，无肝、局部淋巴结转移。

5.下消化道气钡双重造影时阑尾不显影，回盲部黏膜无明显破坏，有壁外受压征象或回盲部移位情况者。

6.腹腔镜检查 回盲部无阑尾或阑尾尖端可见包膜完整，呈膨胀性生长肿瘤。或发现多个大小不等囊性肿物，排除腹腔棘球蚴病者。

三、治疗

局限于阑尾的恶性黏液囊腺瘤，且无血行或淋巴结转移者，只需切除阑尾，而不需做区域淋巴结清扫；如术中见病变累及盲肠或囊壁周围有浸润，或累及其他肠管、大网膜者，需行回盲部切除或右半结肠切除及受累脏器切除；术中切勿切开瘤体探查或穿刺瘤体，以防发生腹膜假性黏液瘤。对腹膜假性黏液瘤应尽量切除，同时切除大网膜、阑尾，甚至卵巢（如有可疑病变）。如术中黏液瘤破裂应尽量吸尽内容物，然后用2%碘酊烧灼，再用噻替哌冲洗，以预防发生腹膜假性黏液瘤。

恶性黏液囊腺瘤未合并腹膜假性黏液瘤者，手术治疗预后较好，否则复发率很高。

第五节　阑尾类癌

阑尾类癌是阑尾中最常见肿瘤，约占阑尾肿瘤的88%。因其起源于Lieberkuhn腺底部的嗜银细胞，故又称嗜银细胞瘤、嗜银细胞癌或kultschitzky癌。

一、病理

典型的病变位于阑尾黏膜下，小而硬的灰黄色结节样肿块，可单发或多发，直径多小于2cm，可浸润肌层或浆膜。其一般累及阑尾远侧部分，并可直接侵入邻近脂肪、淋巴组织，并可转移至肝脏、肺、脑和骨。

二、诊断

阑尾类癌很难在术前诊断，多在阑尾炎手术中偶然发现。临床表现有三种类型：

1.急性阑尾炎　多因肿瘤增大发生机械性阻塞而表现出急性阑尾炎的症状、体征。

2.慢性右下腹痛。

3.类癌综合征　面部潮红、慢性水样泻、哮喘、呼吸困难。面部潮红通常表现在颊部、前额及颈部暴露区。这些症状与癌分泌血管活性物质5-HT、组胺、缓激肽有关。

三、治疗

一般行阑尾切除术即可。如有下述适应证可行右半结肠切除术：

1.类癌直径大于2cm。

2.术中发现淋巴结转移。

3.阑尾切除残端仍有瘤细胞。如出现转移灶则做相应治疗。

第六节　阑尾腺癌

阑尾壁与结肠壁相似，故其腺癌在组织学、生物学行为上均与之相似，又称阑尾结肠型腺癌。腺癌可有区域淋巴结转移，但血行转移少。

一、病理

大体上依肿瘤生长方式可分为息肉型、浸润型、溃疡型。临床上可仿照Dukes分期法分为四期：

A期：癌组织局限于阑尾壁内。

B期：癌组织浸出阑尾壁。

C期：阑尾周围淋巴结转移。

D期：远隔脏器或组织转移。

腺癌以淋巴转移为主，其次是血行转移。

二、诊断

无特异临床表现。可无症状，也可因阑尾腔梗阻而引发急性阑尾炎、阑尾脓肿、慢性阑尾炎等感染症状或为右下腹包块、急性肠梗阻表现。也可因广泛转移才被发现，甚至在剖腹手术时才发现。

三、治疗

主要是手术治疗。手术方式有单纯阑尾切除术、右半结肠切除术、姑息性肿瘤切除术三种。右半结肠切除术手术适应证是：

1.病变已超过黏膜下层。

2.阑尾切缘有癌组织残留。

3.肠系膜有淋巴结转移。

本病预后与癌细胞分化程度、浸润深度及有无淋巴结转移有关，但总的预后不良。

（张笃琛　薛崇飞　杨朋来　韩建峰　高　艳　陈书宽　王智铭）

第六章　直肠肛管疾病

第一节　肛门、肛管、直肠和结肠镜检查

一、受检体位

肛门、肛管、直肠和结肠镜检查常取以下体位，它们各有优点和不足之处。原则是应按患者身体状况、疾病的要求和医疗设施选择合适的体位。

1.左侧卧位　患者左侧卧位着床，臀部靠近床边，两腿屈曲向前靠近腹部，左下肢微伸。是常用的检查体位，患者舒适。

2.膝胸位　患者双膝屈跪着床，腰部放松、臀部抬起，胸部尽量接近检查床面（台面）。若以肘部着床，两肘关节屈曲抵于检查床，则谓之肘膝位。此种体位不太舒适，但局部显露较好，适用于一般检查和肛镜检查、直肠、乙状结肠镜检查。对于年老体弱及病重的患者，此体位则不适宜。

3.截石位　仰卧两腿向前屈曲，置于腿架。臀部移至检查台或检查床边缘。该体位是肛门直肠手术最常用的体位。此体位显露良好，尤其适用于肥胖者及女性患者。但此体位需要相应的检查床。

4.蹲位　病患者下蹲排便姿势，增加腹压向下用力，充分显露内痔、息肉和直肠黏膜脱出。也可自己从肛门下方照镜子观察病变，是自我检查的理想体位。

二、检查方法

（一）视诊

1.肛门部位　患者所取体位应根据其身体状况、病变的情况选择。要求显露良好、光线充足，且患者易于接受。

2.观察记录方法　先外后内。先观察肛周及肛缘，再以两手拇指或示指、中指将肛缘轻轻分开，同时嘱患者做轻度排便动作，观察肛管。然后按胸膝位或截石位钟表计位法记录各部位之病变。

3.观察内容　观察肛门有无肛裂、溃疡、脱出物、脓血；肛缘有无肛瘘外口、外痔、湿疹、肿块和脓血黏液；对蹲位脱出的内痔要观察其部位、色泽、其大小和有无出血等。

（二）触（指）诊

肛周触诊和肛内指诊，是一项极其重要的检查手段，其简便易行、准确可靠且又经济。临床上有视指诊为“指诊眼”，应特别引以重视，尤其是对尽早发现直肠癌有重要价值。

1.触（指诊）方法

（1）食指检查法：一般用右手戴手套，示指涂以液状石蜡、甘油或肥皂液。先触肛管缘皮肤有无肿块、瘘管索状物和外痔，并令患者深呼吸放松腹部和肛门肌肉以减轻腹压和肌肉紧张。然后将手指轻柔地进入肛管直肠内，依次检查肛门括约肌的松紧程度和触摸肛管直肠环。正常肛管有收缩和弹性，仅能伸入一指。括约肌松弛，则失去弹性，可伸2～3指，并有排便失禁。触诊直肠应由前壁、两侧至后壁，特别是直肠后壁是直肠癌多发区，要尽量将示指伸入肛内，向后、向上触摸。注意肛管直肠有无狭窄、肿物、溃疡和脓血。指诊切忌突然插入和用力过猛，以免引起括约肌痉挛和疼痛，或以致造成肛裂。示指能触及的直肠深度约为7～8 cm。

（2）双合诊法：将一手示指触伸入直肠，另一手四指置于下腹部或阴道内即可进行直肠与腹部或阴道的双合诊检查；也可用一手进行肛门拇、示双合诊。双合诊的优点是可触清直肠与前列腺（或子宫、阴道）的关系，对瘘管、癌肿和肌瘤等侵犯范围提供有价值的资料。

2.检查准备及注意问题

（1）检查前患者排空大便。

（2）给患者安排合适的检查体位。

（3）术者应戴上消毒手套，并在示指套上涂抹润滑剂。

（4）指诊前先触诊肛缘，指诊时动作轻柔仔细，由前壁到两侧壁至后壁，由下到上，然后由上至下反复触摸肠壁，注意有无结节肿块、触痛、压痛、肠黏膜松弛、内脱垂，以及肿块与肠壁邻近的前列腺或阴道、子宫颈等关系。还应注意直肠膀胱陷凹或直肠子宫间陷凹处有无触痛、是否饱满、被肿块填充等。

（5）注意观察直肠黏液的颜色，是否有血，粪便与血性黏液是否混合。

（三）肛镜检查

1.肛镜类型　肛镜是检查和治疗肛管直肠疾病的重要工具。临床上常用肛镜有圆口镜、斜口镜、喇叭镜和二叶镜、三叶镜。

2.肛镜操作

（1）检查前患者排空大便。

（2）术者应先视诊和指诊，如发现肛裂和严重肛管狭窄或肛周脓肿等，则应缓期检查或检查应在麻醉下进行。

（3）检查时肛镜体涂以润滑剂。进镜方向先对向脐孔，通过肛管后改为对向骶尾部以至到达直肠壶腹。然后取出芯子，照入灯光，边退镜边观察直肠肛管情况。应注意从不同角度反复进入，观察不同方位的病变。

（4）主要观察有无充血、出血、溃疡、肿瘤、息肉、异物、黏膜水肿、肛乳头肥大、肛隐窝炎以及瘘管内口等。

（四）直肠乙状结肠镜检查

大约70%的直肠结肠癌可以用直肠乙状结肠镜直接看到，它可以弥补指诊检查部位受限和X线检查时小病灶易漏诊的不足之处。操作简便易行。

1.指征

（1）明显便血、黑便、脓血便者。

（2）慢性腹泻、大便形状改变、腹胀、腹痛。

（3）X线钡剂灌肠检查或气钡双重造影检查疑有病变或发现病变而不能定性者。

（4）肛管直肠息肉、肿块者。

（5）直肠、乙状结肠保留肛门的根治性切除术后，应定期检查了解有无肿瘤复发。

（6）观察直肠乙状结肠疾病的发展和好转。

2.禁忌证

（1）肛管直肠狭窄，瘘管无法插入者。

（2）有腹膜炎或有腹膜刺激症状疑有肠穿孔者。

（3）肛管直肠急性感染期。

（4）妇女经期、孕期。

（5）严重高血压、贫血、冠心病或心肺功能不全者。

（6）腹部大动脉瘤、肝硬化腹水、晚期癌性腹膜炎。

（7）精神病或检查不合作的患者。

3.检查前准备

（1）对患者讲明此检查的必要性，目的和检查中可能引起的不适，以消除其思想顾虑而主动配合检查。

（2）检查直肠镜、乙状结肠镜是否完好，镜管长度、口径大小。闭孔器、充气皮球、目镜、光源、活检钳等应备齐全。

（3）镜检前应常规灌肠2次。

（4）镜检操作：①取膝胸位或截石卧位。②镜检前先做指诊了解肛管直肠有无狭窄。③将带有芯子的直肠或乙状结肠镜涂以润滑剂，其后缓缓插入肛内以旋转动作逐渐进入直肠。开始时镜尾端向脐部，在距肛缘5 cm深度时则将镜尾端指向骶部，取出芯子，打开光源，装上目镜，然后边看边进镜至直肠中段，距肛8 cm处此处可见到直肠瓣。当镜进入肛内15 cm达直肠的狭窄部，此即为直肠乙状结肠交界部。此时，应在直视下小心继续伸入。可适当注入空气使肠管扩张开以利镜管前进，最后直到镜管全部伸入到肛内，缓慢向外边退镜边观察，注意黏膜的色泽、充血程度、有无出血点、溃疡、糜烂、黏液颜色、息肉、结节肿块以及肠黏膜内脱垂等。如见可疑病变，则应取组织病理检查。创面用于棉球填压止血。④检查后及时将观察的结果记录在病历上。记录时应描述病变部位、范围、局部形态病理改变、是否取活组织病检。⑤如检查中取组织病检，术后嘱患者检查当天进食无渣饮食。应注意若有血便即来复诊。⑥镜检后患者发生剧烈腹痛疑有肠穿孔者则应及时做腹部X线平片检查，或留院观察。如确诊肠穿孔则应立即手术。

（五）纤维结肠镜检查

纤维结肠镜检查可直接检查直肠、各部结肠、盲肠、回胃部和回肠末端，可看到X线检查不能发现的病变，并可取组织活检。息肉切除和电灼以及电凝止血还可帮助早期诊断结肠疾病，避免一些开腹探查手术。

1.指征

（1）急性、慢性下消化道出血，原因不明的贫血。

（2）鉴别慢性结肠炎、憩室炎、息肉和癌，并可确定病变部位、范围。

（3）随诊检查结肠癌或结肠息肉切除的复发、慢性结肠炎药物治疗的效果。

（4）X线检查不能诊断的病变可用纤维结肠镜确诊。

（5）切除息肉、活组织检查以及对某些原因不明的结肠出血（血管畸形）行电凝止血。

2.禁忌证

（1）急腹症患者。

（2）肛门肛管和直肠有急性炎症。

（3）患脑血管疾病、心肌梗死、心肺功能不全和精神患者，应十分慎重做这种检查。

3.检查前准备

（1）同乙状结肠镜检查。

（2）肠道准备：检查前2天流质饮食；术前1天下午先服50%硫酸镁30mL，番泻叶10g泡饮，然后服饮灌洗液2000mL（限于2小时内）。

（3）检查前1小时皮下注意山莨菪碱10mg、地西泮10mg。

（4）检查纤维镜、光源及各部件是否完备齐全，证实光源良好、透镜清晰、焦距满意、活检孔通畅，活检钳、电凝器、电圈套器等效能满意，方能使用。

4.操作方法

（1）检查体位一般取仰卧位或左侧卧位，屈曲双腿。

（2）操作一般由术者、助手两人进行。术者掌握操作部，助手握住镜末端和镜管部。先应做肛管直肠指诊，后将涂擦润滑剂的镜尾端轻缓插入直肠内。术者左手握镜头操作部，左示指操作吸引，打气和喷水开关；右手调节调整方向装置，在直视下沿肠腔中心徐徐推进。通过直肠瓣、直肠乙状结肠连接处、乙状结肠降结肠连接部、脾曲和肝曲，进入升结肠。在进镜时常需注入少量空气，使肠管扩张，看到肠腔后再推镜前进。如果未看到前方肠腔，切不可贸然推镜前进。如结肠壁出现苍白或患者感觉疼痛，则应停止进镜，以免造成结肠损伤。

镜管通过乙状结肠时是沿肠腔的外缘前进，不能充分检查全部肠腔；向外拉回时沿肠腔内缘可看到全部肠腔。乙状结肠黏膜皱褶的大小和形状不同，有竖褶和横褶，乙状结肠的长度也不一致。如有畸形、炎症、粘连和固定推进结肠镜困难，需转动镜身，弯曲尾端，推进和拉回，手压腹壁，再向前推进，有时需X线透视帮助。

乙状结肠与降结肠接连部可见肠腔缩窄和黏膜正常的窄环，乙状结肠与降结肠成角，有时镜进困难。可将镜弯曲成角，固定乙状结肠上端，（或在X线透视下）将镜身回拉一定距离，使乙状结肠变直变短，则镜端可顺利通过此连接部。或将镜管由肛门拉出25cm，镜尾端向患者的左侧逆时针旋转180°，镜尾则向患者的右侧，再向前推进入降结肠。降结肠是三角形肠腔。黏膜皱褶呈环形，分布比较一致。镜达脾曲时，体瘦者在腹壁左侧可看到亮光。脾曲可见一特殊黏膜皱褶，形似鸡爪；悬于肠腔，将肠腔分为2个短道，一个向上向外，成为盲端；一个弯向右，通于横结肠。若进入横结肠后不能前进，常因结肠镜管弯曲，使乙状结肠扩张向上，有时触到膈肌，会引起不适、恶心和腹部疼痛，此时可将镜尾端钩在脾曲，拉回结肠镜，使乙状结肠变直，增加镜尾端力量，通过横结肠。横结肠过长和胃结肠韧带松弛致通过困难，可改变患者为左侧卧位或垂头仰卧位，压迫腹前壁、帮助通过。

肝曲有时可见松弛黏膜皱褶，悬于肠腔，表示横结肠与升结肠的界限，由此处到达结肠回胃部并不困难。进入盲肠可见回盲瓣，有时可进入回肠末端。结肠镜到达盲肠后缓慢拉出时尽力弯曲镜尾端，以便较好地察看到各部结肠的全周黏膜。应注意黏膜充血、水肿、糜烂、溃疡、突起物和瘢痕；结肠憩室及其出口排出物；结肠炎的范围、部位；腺瘤和癌的部位、形状、大小、活动度、侵犯肠周径范围，亦可行腺瘤电切，或取组织病理检查。检查完毕时吸出肠内气体，减少肠腔压力，使患者舒适。

（3）详细记录发现病变和异常情况的部位、与肛缘间的距离。

（4）检查完毕后用清水冲洗镜管全部，并用吸引器冲洗各管道，然后用1/1000苯扎溴铵液或75%乙醇溶液冲洗数次，后将管道吹干，擦干镜管表面，涂蜡保护，悬吊于结肠镜柜中保持伸直位置。

5.并发症　发生率为0.25%～0.4%。

（1）肠穿孔：发病率0.06%～0.2%，需手术治疗。因结肠空虚，若穿孔较小，腹膜刺激征不明显，也可非手术治疗。

（2）出血：鼓膜损伤所致，浆肌层撕裂，肠系膜撕裂损伤或脾损伤所致腹腔出血，少量出血可观察和非手术治疗，严重出血则需要积极处理，必要时也应手术治疗。

（3）腹膜后和纵隔气肿：可自行消散，腹膜后气肿并有少量腹内积气的患者，可非手术治疗，但要密切观察。

（4）菌血症：发病率高达21%，常见拟杆菌、梭状芽孢杆菌、甲型溶血性链球菌和葡萄球菌。给予抗生素治疗。

（5）腹胀、低血压、结肠梗阻和扭转：非手术治疗症状缓解。

（六）X线检查

此检查是诊断肛肠病的主要方法之一，近年来，其他先进的影像学检查方法虽然逐步被采用，但X线检查仍有其重要意义。选择检查方法应遵循适应需要、由简至繁、减少痛苦、减轻负担的原则。

1.X线胸部摄影　确定有无肺结核和肿瘤转移；腹部平片看有无结肠狭窄、梗阻，并确定病变部位和性质；骨盆摄影了解有无肿瘤骨转移，骶、尾骨侵犯受损。

2.静脉肾盂造影　确定肿瘤是否与输尿管粘连、侵犯、压迫，而引起输尿管梗阻，肾盂积水。

3.钡剂灌肠或气钡双重对比结肠造影　可观察直肠结肠形状，有无梗阻、肿瘤及慢性炎症、过敏性结肠炎和结肠憩室、畸形。一般在X线检查前做普通灌肠2次，或服缓泻剂。检查之后亦应服泻药或盐水灌肠清除钡剂，以免肠内残留钡剂变成硬块嵌塞造成肠梗阻。

4.血管造影及介入治疗　为经股动脉插管做腹腔动脉、肠系膜上或下动脉选择性或超选择性造影，用于供血区的不明原因出血、血管性病变、肿瘤性病变的诊断和治疗，如药物灌注、栓塞，或栓塞加化疗等。

5.瘘管造影　为用碘剂注入瘘管的造影方法。用于对肛瘘及其他有关瘘管的诊断，可以了解瘘管的位置、数目、大小、形态、深度及走向。

6.排粪造影　是测定肛门括约肌和肛管直肠形态功能及动力学功能的方法，测定肛管直肠角、肛管轴和直肠轴移位，耻骨直肠悬韧带作用和盆底肌肉功能。能指出肛管直肠角的大小，盆底下降程度，直肠排空动力学的障碍，直肠构型的改变，如直肠前突、直肠套叠。指征：

（1）长期便秘、排便困难者。

（2）直肠排空不尽的感觉。

（3）非肿瘤性的肛坠胀感觉。

（4）便秘史有不同程度失禁。

（七）肛肠CT检查

CT扫描是检查肛管、直肠和乙状结肠癌的较灵敏方法，可发现骶前、盆侧壁、盆器官和淋巴结的癌侵犯，确定癌的大小、肠壁内、向直肠周围脂肪、子宫和肌肉内的扩散。如将直肠以空气膨胀，扫描时静脉注射高血糖素和泛影酸盐，可更准确分期早期直肠癌。可早期发现结肠直肠癌手术后局部复发、盆腔肿块范围、远处转移、输尿管移位和梗阻、腹膜后腺病、肝转移和腹膜反折与会阴之间区域侵犯。能鉴别盆腔内复发肿块和手术后组织移位及纤维变性、输尿管癌侵犯和纤维变。但不能指出直肠壁结构，不能区别因癌侵犯肌肉增厚或因纤维变性增厚、放疗后水肿或纤维变性、肛提肌或梨状肌区内肿瘤。手术前、手术后CT扫描可帮助制定手术、化疗、放疗合适的治疗措施。

【肛裂】

肛裂（anal fissur）是指齿线以下肛管皮肤裂开性溃疡，多见于青壮年。

一、病因

1.解剖因素　肛管后方系外括约肌浅部形成的尾骨韧带，伸缩性差。肛提肌大部分附着肛管两侧，对肛管两侧有较坚强的支持作用，且肛管与直肠末端相连形成了一定的曲度。排便时肛管后方承受压力最大，故易损伤。

2.慢性炎症　肛门皮炎、慢性湿疹、肛窦炎、乳头炎、直肠炎等，其反复发作导致肛管皮肤弹性减弱，易于撕裂破损。

3.损伤　干结粪块、分娩、排便过度用力、肛管直肠检查操作不妥均可造成肛管皮肤直接损伤，继发感染则可形成肛裂。

二、病理

急性肛裂，因病期短，裂口新鲜，底浅、整齐，无瘢痕形成。慢性肛裂常见一深达内括约肌的慢性溃疡，上端有肥大的乳头，下端有结缔组织外痔（前哨痔），即称三联征；并存肛周脓肿，即四联症；或有肛瘘，五联征等。

三、检查与诊断

肛门视诊、触诊，两手拇指轻轻分开肛门口，即可看到溃疡。一般不做指检、肛镜检查，如有必要，应在局部麻醉下进行。

四、鉴别诊断

1.肛管结核性溃疡　曾有结核病史，其溃疡的形状不规则、边缘不整齐、疼痛不明显，无前哨痔。分泌物涂片找结核分枝杆菌，组织病理检查可以明确诊断。

2.Crohn病　溃疡不规则、底深、边缘潜行，常并存有瘘，且伴有全身症状，如贫血、腹痛、间歇发热等特征。

3.肛管癌　皮肤形成不规则溃疡、坚硬，表面有特殊臭味的分泌物，持续剧痛。组织病理检查可以确诊。

五、诊断标准

1.病史常有肛痛、出血、便秘、肛门瘙痒等症状。

2.肛门视诊。必要时采取组织病检鉴别诊断。

六、治疗

1.非手术治疗

（1）保持排便通畅：养成排便的良好习惯；使大便软化，可服缓泻剂，多食含纤维素丰富的食物。

（2）保持肛门局部清洁：每晚或排便后可用1∶5000高锰酸钾溶液或3%温盐水坐浴。

（3）局部麻醉下扩肛，解除肛门括约肌痉挛。

2.手术治疗

（1）内括约肌切断术：局部麻醉下在肛管侧位的内、外括约肌间沟处做1.5cm长纵向切口，用有槽探针或血管钳进入内外括约肌间挑起内括约肌下缘将其切断，断端结扎止血，切口缝合。术后肛门坐浴（1∶5000高锰酸钾溶液），1周后拆线。

（2）肛裂切除术：局部麻醉或腰麻下全部切除前哨痔、肥大的肛乳头、肛裂，必要时切断部分内括约肌。术后换药、坐浴、保持大便通畅。

第二节　肛窦炎、肛乳头炎

肛窦炎是肛窦和肛瓣发生感染的炎症，肛乳头炎（anal papil litis）则是乳头红肿肥大。前者又称肛隐窝炎（anal cryptitis）。两者因解剖关系，其病因、症状相似。

一、病因

肛腺感染，炎症扩散，可至括约肌间隙或直接蔓延，沿淋巴扩散或沿联合纵肌的纤维扩散，因而可导致肛管直肠周围各部位发生脓肿。

二、诊断

1.症状与体征

（1）肛周脓肿位于肛门旁皮下，局部红、肿、热、痛，可扪及波动感。全身症状较轻。

（2）坐骨直肠窝脓肿：有高热、寒战、乏力、食欲缺乏。肛管直肠疼痛，为跳痛，排便时疼痛加剧。指检患处有触痛，并可触及包块。B超可探及液性包块，穿刺肿块可抽出脓液。

（3）骨盆直肠窝脓肿：患者有高热、寒战、头痛等较重的全身中毒症状，直肠肛管坠胀，排尿不畅致尿潴留。指检有深压痛，B超探及盆腔可发现液性包块。

（4）直肠后窝脓肿：全身中毒症状较重，骶尾部胀痛，尾骨处压痛明显。直肠后壁触压痛，有波动感，穿刺可抽出脓液。

（5）直肠黏膜下脓肿：全身症状较轻，直肠局部刺激征状明显。有便频、里急后重、肛坠、黏液便等。指检可触及肿块，有波动感，穿刺可抽吸出脓液。

2.实验检查　X线检查及B超检查结果均为确诊的主要依据。

3.诊断性穿刺检查　简而易行，但不适用于结核性感染和恶性肿瘤继发脓肿。

三、鉴别诊断

1.肛周毛囊炎、疖肿　多发生于尾骨及肛周皮下，局部肿胀，略隆起，有脓溢出，可见脓栓。

2.骶骨前畸胎瘤合并感染　肛内指检，直肠后肿块光滑，有囊性感，无明显压痛。X线检查可见肿块位于骶前，将直肠推向前方，X线片上还可见散在钙化阴影。术后病理可确诊。

3.Crohn病并发肛周脓肿　发病率为20%，局部红肿，多自溃破，常伴有肛瘘，疼痛不明显。结肠镜检查和病理检查可明确诊断。

四、诊断标准

1.病史有全身发热、畏寒、乏力或头痛。局部有肛痛、肛坠胀。排便刺激症状，如便频、里急后重等，有的可发生尿潴留。

2.肛诊、直肠指诊、肛镜检查可了解病灶部位、大小、范围。

3.实验室检查、X线及B超检查有助于诊断和鉴别诊断。

4.诊断性穿刺检查简易可行。

五、治疗

1.非手术治疗

（1）全身应用抗生素，如青霉素、庆大霉素、喹诺酮类药氟哌利多，或磺胺类、甲硝唑等。

（2）局部理疗；温水坐浴可促进炎症吸收。

2.手术治疗　原则是尽早手术，切开引流。

（1）深部脓肿：穿刺定位，切开脓肿，放置引流条。引流要通畅。术后坐浴，换药。保持大便通畅。

（2）肛旁皮下脓肿：应做放射状切口，切口敞开，以利引流。

（3）坐骨直肠窝脓肿：一般在距肛门3cm处做一前后纵向切口，手指分离纤维直达脓腔。切口应宽大，防止过早闭合影响引流。

（4）直肠后窝脓肿：切口应距肛缘1.5cm，在后正中稍偏波动明显的一侧，做前后纵行的切口，不会损伤尾骨韧带。

（5）直肠黏膜下脓肿：在双叶肛门镜下显露黏膜下脓肿，纵行切开黏膜，并切除部分黏膜，引流管由肛门引出。

（6）脓肿切开一期挂线：适于肛提肌以下但有内口在肛管直肠环之上的脓肿。切开脓肿后，按肛瘘挂线操作进行挂线术。术后坐浴、换药。此法避免了二次手术。

【肛窦炎】

肛窦是肛瓣与直肠之间形成的一个底在下、口向上的小袋，深约3～5mm，袋内有肛腺的开口。干结粪块可直接损伤，稀粪便可存留其中，均能引起炎症。肛窦炎常并发肛乳头炎，肛裂、肛瘘也最易并发肛乳头炎。

一、病理

急性肛窦炎肛窦肿胀，有大量分泌物。慢性肛窦炎肛窦深，纤维增生，肛瓣、乳头受刺激水肿，窦内分泌物受阻不能排出，炎症重可继发形成脓肿和肛瘘。肛乳头慢性炎症，纤维组织增生，即形成乳头肥大。

二、检查与诊断

肛管指诊可检查乳头的硬度、大小、数目及部位，是否有触痛；肛窦边缘的肿胀范围，炎症时有敏感性触痛。镜检可见肛瓣红肿、水肿、撕裂、糜烂、溃疡、脓疡等病理改变。取分泌物进行细菌学检查、培养药敏试验，或局部取活组织病理检查。肛镜下用钩状探针探查隐窝深度，有无脓肿或肛瘘形成。

三、鉴别诊断

1.与肛瘘内口鉴别　肛瘘内口多在肛窦处。在齿线处可触摸到索状物。可用探针由外口探及内口，按压时有脓液流出。

2.与直肠息肉鉴别　直肠息肉多发生于幼儿，常生长于直肠中下段。蒂细长，项大，呈球形，覆盖黏膜，呈鲜红或紫红，质软不痛，易出血。肛乳头炎发于齿线附近，呈锥形，覆盖上皮，乳头为乳白色或淡黄、质硬、光滑、有压痛、不出血。慢性则为乳头状纤维瘤，病理检查可鉴别。

四、诊断标准

1.肛门有“烧灼”感，排便时为重，便后缓解。粪便带黏液，含有血或脓水，肛门潮湿不洁、瘙痒。乳头炎慢性期，肛门常有异物感及排便不净感。急性时，肛门灼热刺痛，肿胀脱出肛外。如不还入肛内则胀痛重，常有便意。

2.直肠指诊及肛镜检查：取分泌物做细菌学检查和组织病理检查确诊。

五、治疗

1.非手术治疗

（1）定时排便，避免大便秘结或腹泻。大便秘结者可适量服用缓泻剂，如麻仁丸、便乃通等。腹泻者可服用小檗碱、诺氟沙星等。

（2）1：5000高锰酸钾溶液或温盐水坐浴。

（3）肛管内局部涂用马应龙软膏或痔安素软膏。

2.手术治疗　经非手术治疗无效，反复发作，可行肛窦切开引流和乳头切除术，术后坐浴。

第三节　肛管直肠周围脓肿

发生于肛管直肠周围软组织及其间隙的急性化脓性感染，称为肛管直肠周围脓肿（superior position of perianal abscess），亦简称肛周脓肿。

一、病因

因肛管直肠周围为丰富的蜂窝组织，容易感染形成脓肿。其病因如下：

1.感染因素

（1）肛腺感染。

（2）肛门周围皮肤损伤，如肛裂、直肠异物、肛管直肠手术不恰当操作、内痔注射等损伤后的继发感染。

2.全身因素　糖尿病、白血病、再生障碍性贫血等，致使患者全身虚弱，抗感染力下降，易诱发肛周感染、脓肿的发生。

二、诊断

1.临床症状　肛周持续性剧痛，受压或咳嗽时加重；可有全身乏力，发热等感染表现。

2.体征　肛旁皮肤有明显红斑，伴硬结和触痛，可以波动感，为肛周脓肿；直肠指诊，患侧有压痛性肿块为坐骨直肠窝脓肿；直肠上部的前侧壁外有压痛，隆起为骨盆直肠脓肿；直肠指诊在直肠后壁有压痛，隆起和波动感，为直肠后壁脓肿，高位肌间脓肿，肛周外观无特殊，直肠指诊在肛管上端或下端扪及表面光滑，卵圆形，边缘整齐，质硬，压痛的肿块，或有波动者为高位肌间脓肿。

3.肛门镜检　有时可看到开口，若在周围加压，还可见到脓液自开口流出。

第四节　肛瘘

肛管直肠与肛门周围皮肤相通的感染管道，称之为肛瘘（anal fistula）。多发生于青壮年。

一、病因与病理

（一）病因

多系肛管直肠周围脓肿转变为慢性感染的结果。此外，少数可由结核感染、溃疡性结肠炎、Crohn病等引起。

（二）病理

肛瘘有原发内口、瘘管、支管和继发性外口。内口是感染源的入口，90%为原发性，多位于肛窦内及其附近，其中80%左右又处在肛管后正中线的两侧。继发性内口多为医源性，如探针检查或手术操作不当造成。也有少数因为脓肿向直肠肛管内破溃所引起的。瘘管有直有曲，有时有主管道，也有分支。外口即为脓肿破溃处或是引流部位。多位于肛管周围的皮肤。因粪便不断地流入管道引起炎性反应，管壁组织增生，管内填充炎性肉芽组织，会使其经久不愈。瘘管引流不畅，可再发生脓肿向周围扩散，又形成新的脓肿。脓肿破溃产生另一个新的外口，故外口可有多个。

根据瘘管的病理变化，瘘内口的位置、瘘管的行径途行经按Parkes分为四类。

1.括约肌间肛瘘（低位肛瘘）。

2.经括约肌肛瘘（低位或高位肛瘘）。

3.括约肌上肛瘘（高位肛瘘）。

4.括约肌外肛瘘（高位肛瘘）。

三、检查与诊断

1.肛缘周围皮肤　可见一个或几个外口，呈乳头状突起或肉芽组织隆起，按压有脓液溢出。低位肛瘘皮下可触及一索状物，自外口通向肛管。高位肛瘘外口有时可有多个，如肛管左右侧均有外口，应考虑为“马蹄铁”形肛瘘。将肛门正中横行画一直线，外口在此线前方多为直形瘘；若外口在此线后方，则多为弯形瘘，且内口多在肛管后正中处。

2.肛镜检查　内口充血、水肿、凹陷或有脓液流出。指检内口处压痛，为硬结。探针由外口探入内口，另一手示指在肛内以助确定内口部位。此法多用于单纯瘘管。

3.染色法检查　肛内置1块白纱布，从外口注入亚甲蓝，取出纱布看染色，以确定内口的大致部位。

4.X线造影　自外口注入造影剂后摄片，可了解瘘管行经途径及内口数目、位置。

四、鉴别诊断

1.化脓性汗腺炎　其病变在皮肤、皮下组织。窦道与肛管不相通。

2.骶尾部囊肿　病程较长或为先天性疾病。常有尾部胀痛，瘘口多在尾骨附近，距肛缘远。瘘口内陷，不易闭合。探针可探及骶前一较大囊腔，不与直肠肛管相通。X线肠道和囊肿造影、组织病理检查以助鉴别诊断。

3.肛管直肠癌　癌肿晚期，可溃烂形成瘘管。其特点是肿块坚硬，呈菜花状，溃疡深大，分泌物恶臭，局部持续剧痛。组织病理检查可鉴别。

五、诊断标准

1.有肛周感染、脓肿病史。肛门周围皮肤伤口反复流脓或红肿、破溃、经久不愈。

2.肛门周围皮肤有外口，经探针检查或染色法可发现内口，必要时做X线瘘管造影。

3.组织病理检查确诊瘘管性质。

六、治疗

肛瘘必须手术治疗，能否治愈，关键是准确找到内口，并将其完全切开或切除。

1.挂线疗法　是一种简单而易行的慢行切割法。方法是在局部麻醉下，探针由外口探入内口穿出。将橡皮筋系在探针头上，然后退回探针，橡皮筋则由内口经瘘管被牵至外口。切开内外口间的皮肤层，收紧橡皮筋结扎。术后坐浴、换药。

2.瘘管切开术　若对于低位肛瘘，原则是将瘘管全部切开，并切除部分皮肤，刮除管壁内肉芽组织。若内口在肛管直肠环上方（括约肌上瘘或括约肌外瘘），则瘘管不可全部切开。应切除瘘管肛缘外的部分，经肛管直肠环部采用挂线疗法。术后坐浴、换药。

3.“马蹄铁”形肛瘘的治疗　亦多用切开加挂线疗法。先用有槽探针由两侧外口探入，分别切开两侧瘘管至后中线处汇合。然后根据探查内口与肛管直肠环关系，来决定是否加挂线疗法。如果内口在肛管直肠环以上，则应加挂线疗法；如果内口在肛管直肠环以下，则可一次性全部切开瘘管、括约肌浅部和皮下部，不会导致肛门排便节制功能受到影响。术后坐浴、换药。

第五节　痔

痔（hemorrhoids）是直肠下端黏膜和肛管皮肤下静脉丛扩张、迂曲形成的柔软静脉团，是一种常见病。男女皆可得病，女性发病率高，且20～40岁较多见，俗称“十人九痔”。

一、病因与病理

（一）病因

痔的病因并不完全明了，常与多种因素有关。目前认为主要与下列几种因素有关：

1.肛垫滑脱学说　肛垫是肛管血管垫的简称，位于直肠肛管上的组织垫，为解剖学的正常组织，它由静脉或静脉窦、结缔组织、平滑肌（又称Trietz肌）所组成。Trietz肌一部分附着肛管黏膜下肌肉壁上，还有部分包绕痔静脉丛和放射到肛周皮肤，起着坚强的固定和支撑作用。当某些原因使这种结构受到破坏，就失去其支撑作用和效能，则血管膨胀、静脉曲张，肛垫下移到肛管则成为痔。如便秘、妊娠，还有体位、饮食等均可使肛垫充血，易诱发痔的发生。

2.静脉回流受阻 直肠上静脉属门静脉系，无静脉瓣。痔静脉丛及小静脉壁很薄弱，对静脉内增高的压力抵抗力较低，且直肠下端黏膜下组织疏松，故易于使血液淤积、静脉扩张。若某因素使静脉回流受阻，则痔静脉迂曲、扩张为痔。如引起腹腔压力增高的便秘、妊娠、腹水、盆腔巨大肿瘤、前列腺肥大等均可并发痔的出现。

3.炎症 肛周感染、肛腺炎引起静脉周围炎，静脉壁纤维化，失去弹性而扩张成痔。

（二）病理

一般讲，痔组织和正常的痔区组织在显微镜结构上无明显差异。主要成分有：黏膜和肛管上皮；大量的血管和平滑肌纤维；丰富的结缔组织。据此，临床上可分为外痔、内痔、混合痔。因痔发生的病理过程中表现不同的症状，内痔可分为四期：

Ⅰ期：痔静脉淤血，痔区黏膜呈结节隆起，痔块不脱出，排便时带血，有时滴血、喷鲜血。

Ⅱ期：静脉淤血加重，痔块变大，排便时痔块脱出。但便后痔块可自行还纳入肛内，便时可伴较多的出血。

Ⅲ期：由于支撑肛垫的组织纤维化，失去弹性，排便后痔块脱出不能自行还纳入肛内，需借助手托送或平卧休息后回纳肛内。稍有咳嗽、剧烈运动等腹压增大时，痔块就会脱出来，便血却较少。

Ⅳ期：痔块因长期脱出肛外，即使复回但便时又脱出，此时已是内外痔相通，表面覆盖黏膜和肛管上皮。肛门常有分泌物、瘙痒。

内痔脱出，肛门括约肌收缩致使痔块不能还纳，可发生内痔嵌顿，表面水肿、疼痛。有时发生循环障碍，痔块坏死，称绞窄性内痔。

二、检查与诊断

肛门视诊：可见肛门有无外痔、混合痔、痔脱出等。双手拇指牵开肛门，还可见内痔的病理表现。直肠指诊，可扪及有血栓形成或纤维化。同时，还可了解肛管直肠中下段的其他疾病。

肛门镜检查：观察痔块的部位、数目、大小，有无糜烂、溃疡、出血等。必要时可取组织病理检查。

1.肛裂 肛裂便血伴疼痛，呈周期性。检查可能发现肛门后正中或前正中肛管皮肤有全层纵行裂口、溃疡形成、乳头肥大。

2.低位直肠息肉 息肉多发于幼儿。单发息肉有细长蒂，呈乳头状，紫色或暗红色，易出血，质柔软，指诊可扪及。多发性息肉，个小呈颗粒状突起，散在分布，易出血。

3.直肠脱垂 除病史外，多发于儿童、老年。脱出的直肠黏膜呈圆形、红色、表面光滑为“放射性”的皱襞。若直肠全层脱出，则呈圆柱状，有同心圆似的环行沟，表面光滑柔软，为正常黏膜，可回纳。

4.肛乳头肥大 较大的肛乳头有时脱出，擦破出血。位于齿线，呈三角形，覆盖上皮，色灰白或黄白，质硬有触痛。

5.肛管直肠癌 肛管低位直肠癌可能有出血及齿线上下方肿块，但出血呈暗红色或果酱色。肿块质硬，表面不光滑，常有溃疡或呈菜花状。直肠指诊、肛门镜检查及取组织病理检查可资鉴别诊断。

三、治疗

1.一般疗法

（1）调理粪便：服用缓泻剂，如麻仁丸、便乃通等，使大便通畅，但不可服剧烈泻剂，造成腹泻。

（2）饮食：食物应容易消化，少含渣滓。应注意粗粮、细粮搭配，肉类、水果都要有。要少食或不食浓茶、咖啡、酒以及辛辣食物，减少对肛管的刺激。

（3）局部处理：避免刺激肛门，减少摩擦。不宜久坐，便后热水坐浴。局部涂擦痔疮膏。

2.注射疗法 适用于无并发症的内痔Ⅰ、Ⅱ期。常用5%的苯酚植物油液1～2 mL，注入痔顶端的黏膜下。切忌注入齿线以下的皮肤内，每次注射内痔块1～3个。每两个注射点有一定间隔，否则，注射处组织纤维化连成一片可导致肛门狭窄。每隔5～7天注射一次。一般注射后无不良反应，仅感肛门坠胀。如操作时局部消毒不严，或注射过深，可引起肛周感染，形成脓肿。注射治愈率为90%以上。

3.胶圈套扎法 适用于各期内痔，但以Ⅱ期为主。方法可用吸入套扎器将痔块用胶圈套扎在其根部；亦可用血管钳套扎法将胶圈套扎在痔块根部。每次套扎1～3个，术后用高锰酸钾溶液坐浴。但术后24小时内不宜排便，以防痔脱出、水肿或嵌顿出血。

4.冷冻疗法　此疗法适用于Ⅰ、Ⅱ期内痔。应用液态氮（-196℃），并通过特别探头接触到痔。每次1～2分钟，痔组织变为白色冰球。术后分泌物较多，疼痛剧烈，且持续时间长。伤口愈合缓慢，易复发。

5.红外线照射疗法　适用于Ⅰ、Ⅱ期小型内痔，产生黏膜下纤维化，固定肛垫，减轻脱垂。探头对准痔基部黏膜，照射15秒。每个痔块照射4个点。方法简单、疗效快、无痛，但复发率高。

6.肛管扩张法　肛管扩张可解除肛门括约肌痉挛，改善局部血流供应与静脉回流，降低直肠内压力，对痔出血疗效较好。适用于肛门括约肌紧张，肛管高压[静息压＞9.8 kPa（100 mmH_2O）]。老人、孕产妇及腹泻者忌用。方法：1%普鲁卡因局部浸润麻醉。两手示指中指缓慢伸入肛内，向左右牵拉5分钟。术后定期用扩肛器扩肛数月。

7.手术治疗　适用于Ⅱ、Ⅲ、Ⅳ期内痔，特别是外痔为主的混合痔。

（1）外剥内扎法：在局部麻醉或骶管麻醉下，肛管扩张后，经肛门在肛缘做“V”形切口，行外痔剥离。剥到内痔根部，拉起痔块，在痔根部予以缝扎，然后切除痔组织，创面敞开。术后坐浴、换药。

（2）痔环形切除术：适用于严重的环形痔或伴有直肠黏膜脱垂。缺点创面大，术后若感染，易引起肛门狭窄，但疗效可靠。方法是在齿线下做一环行切口，细致分离肛管下端所有曲张静脉团，并予以切除，然后将直肠黏膜与肛缘皮肤间断缝合。术后第2天坐浴、换药。

第六节　直肠脱垂

直肠脱垂（rectal prolapse）是指肛管、直肠和乙状结肠向下移位。仅是黏膜下脱的是不完全脱垂；直肠全层下脱的为完全性脱垂。脱垂部分在直肠内是内脱垂；脱出肛门外是外脱垂。按脱垂程度分为三级。

一、病因与病理

（一）病因

1.解剖因素　小儿骶骨发育不完全，弯曲度尚未形成，直肠呈垂直状；或直肠前凹处腹膜反折较正常人低。当腹压增高，肠袢可直接压于直肠前壁，并将其向下推出而致脱垂。

2.盆底组织薄弱　老年人肌肉松弛、萎缩，女性生育过多或分娩损伤会阴部，幼儿发育不全均可致使盆底筋膜发育不全、萎缩，不能支持直肠于正常位置。

3.长期腹内压增高　如慢性腹泻、长期便秘、前列腺肥大排尿困难、慢性咳嗽病等都可为直肠脱垂的诱因。

（二）病理

不完全脱垂是直肠下部黏膜与肌层分离，向下移位，形成皱褶。有时为部分黏膜，有时为全周黏膜。临床称为1级脱垂。脱出肛外的黏膜呈“放射性”皱襞。表面黏膜有光泽，可有散在出血点或糜烂。

完全脱垂可因括约肌收缩导致静脉回流受阻，黏膜红肿糜烂。后期，直肠由骨盆后壁分离，乙状结肠下脱，括约肌和肛提肌松弛，肛管增大，有时小肠脱垂于直肠内。如长期不能回复，可发生绞窄性肠梗阻。

二、检查与诊断

1.体格检查　可发现脱出肛外的直肠黏膜或直肠的全层脱出。不完全脱出的黏膜为红色球形肿块，突出肛外2～5cm，由肿块中心呈“放射状”的皱襞。直肠全层脱出肛外，可见一圆柱形肿物，表面为环行皱褶的黏膜。内脱垂时，侧卧位或蹲位指诊，在直肠壶腹部可触及套叠的黏膜，柔软、光滑，上下可移动，脱垂部与肠壁可触及一环形沟。

2.内镜检查　见脱垂黏膜，肠壁塞满肠腔，黏膜充血、水肿、肥厚，或有散在的小溃疡、出血。

3.排便造影　是有诊断价值的检查，且能与其他排便障碍综合征鉴别。

三、鉴别诊断

1.环状内痔　除病史外，环状内痔脱出，可见到充血肥大的痔块，呈梅花状，易出血。直肠指检括约肌收缩有力，而直肠脱垂肛门松弛。

2.直肠内黏膜脱垂　应与排便障碍综合征相鉴别。经内镜检查及X线造影检查可以确诊。

四、诊断标准

1.多见于儿童、老年。病史有便秘、排便不规律，直肠胀满、排便不尽。排便时有肿物脱出，便后缩回，久站、咳嗽及剧烈活动又脱出。有时伴有排尿困难，腰部、尾部不适等症状。

2.体格检查　肛门视诊可见肛门外有脱出的黏膜或脱出的全层直肠管壁。直肠指诊可触及套入肛管、直肠内拥塞的黏膜或肠管壁。

3.内镜检查及X线造影可以对各类直肠脱垂确诊，同时还可以对其他排便障碍综合征鉴别诊断。

五、治疗

1.改善患者全身情况，去除引起腹内压增高的因素。

2.儿童直肠脱垂多可自愈。发病时手法复位，用纱布卷堵住肛门，再将两臀部用胶布固定，暂时封住肛门。

3.注射疗法　用5%苯酚植物油注射于直肠黏膜下或直肠周围一圈。分4～5处注射，每处2mL，总量10mL。注射途径：

（1）经肛镜在直肠内将药液注射到黏膜下层，使黏膜与肌层粘连。

（2）经肛周皮肤在直肠指诊下做直肠周围注射，使直肠与周围粘连固定，7～10天一次，共2～3次。此法适用于老年、体弱者。

4.手术治疗　适用重度的直肠脱垂。

（1）直肠悬吊固定术：经腹将直肠后壁游离到尾骨尖再把直肠向上牵拉，用两条阔筋膜带或人造织品带子（尼龙或丝绸带），一端缝合在直肠前壁侧面，另一端固定于骶骨岬前筋膜上。术中注意防止损伤骶前静脉和神经。手术简单，复发率及死亡率低。

（2）肛门紧缩术：该法用银丝环置入肛管周围皮下组织，使松弛的括约肌紧缩。2～3个月后取出。适用于老年和体弱者。方法简单，复发率较高。

（3）脱垂肠管切除术：经腹游离直肠，提高直肠，固定直肠于骶骨岬前筋膜，并切除冗长的乙状结肠。复发率低。

第七节　肛管、肛周恶性肿瘤

肛管癌是指发生在肛管黏膜上皮的恶性肿瘤，通常由长期炎症、病毒感染（如人乳头瘤病毒）等多种致癌因素导致肛管内细胞异常增生形成。比较少见，占大肠癌的

1%～4%。前者较后者多见，且前者又多见于女性。鳞状细胞癌为主，约占80%。其他还有基底细胞癌、恶性黑色素瘤等。

一、病因与病理

（一）病因

1.病毒　乳头状病毒、单纯疱疹病毒感染可引起细胞基因改变，在肿瘤促进因子作用下导致肿瘤形成。

2.放射线　具有致基因突变的作用。

3.慢性炎症　肛瘘、痔疮等癌前疾病均有可能发生癌变。

（二）病理

肛管、肛周鳞状细胞癌常发生有尖锐湿疣、慢性肛瘘及黏膜白斑，呈结节状肿块或菜花状，有溃疡。瘤体增大可堵塞肛门。向深部浸润，直接侵犯括约肌及邻近器官，如尿道、阴道、前列腺。晚期淋巴转移主要在髂外及腹股沟淋巴结。源于肛管部的肿瘤分化程度低，恶性程度高，预后差。而源于肛缘处的肿瘤，分化程度较高，预后较好。

恶性黑素瘤好发于皮肤、眼睛，肛管为第3位，由黑素瘤细胞恶变而致。通常发生在肛管齿线处或肛缘部，由鳞状上皮覆盖。恶性黑素瘤呈斑块状或息肉状、痔样改变脱出肛门外。表面有浅表溃疡，易出血，倾向于沿黏膜组织从肛管向直肠壁蔓延扩张，较少向管壁浸润。常见髂外、腹股沟淋巴结转移，晚期发生血行转移，恶性度高，预后差。

基底细胞癌系基底细胞恶性增殖，极少见。病灶在齿线或近齿线。扁平肥厚状，少数呈环行。由于富核、癌巢染色较深、胞质少，很像皮肤的基底细胞癌，恶性程度较高。

二、检查与诊断

1.肛门视诊　可见肛周皮肤存有肿块、结节或溃疡。直肠指诊可直接触及肿瘤的位置、大小、浸润深度及范围。还可触及腹股沟的淋巴结有无肿大、融合现象。

2.B超　可以了解盆腔、腹腔有无转移病灶。盆腔CT扫描对肿瘤有无侵犯邻近器官很有帮助。

三、鉴别诊断

1.肛管癌　早期症状与肛裂、肛瘘以及痔很相似，常有便血、便痛、排便习惯改变等。临床医生切不可以这些良性疾病而贻误对肛管癌的及时诊断与处理。体检时若发现疑点应做组织病理检查。

2.恶性黑素瘤　为黑色或褐色肿块。脱出肛外酷似血栓痔，但其为硬性结节，偶有压痛。较大的肿块呈结节状，外形似蕈伞，有短而宽的蒂，似菜花状。无色素恶性黑素瘤虽很少见，但更易误诊，必须做组织病理检查确诊。取活组织时一定切除整个瘤体，以防医源性扩散。

3.肛周癌需与肛周的湿疣、Crohn病、非特异性溃疡鉴别。肛门湿疣可环绕肛门发生，多块状出现，可延伸入肛管下段。有散在的小突起，也有带蒂的大肿块，形状不规则，表面有颗粒，但无溃疡，也无恶性浸润表现。Crohn病主要表现是肛周存在无痛性溃疡，周围水肿。内镜检查可发现有直肠炎。非特异性溃疡，溃疡表浅，边缘高，基底部覆以清洁的肉芽组织，组织病理检查可证实不是肿瘤。

四、诊断标准

1.肛周癌的临床表现为肛痛、出血、肿块以及肛门有分泌物、瘙痒等。

2.因其无特异性表现，必须做组织病理检查以助确诊。

3.B超可了解腹腔肝脏等远处转移。直肠内B超和盆腔CT扫描可了解肿瘤有无侵犯周围组织和器官以及盆腔淋巴结的转移。

五、治疗

1.局部切除　肿瘤较早期，直径≤2cm，仅限于Boman和Richards临床分期A者，局部切除可以获愈。

2.腹会阴联合切除　用于肿瘤≥2cm，肿瘤浸润肛管壁全层或周围组织。手术切除的范围比直肠癌的腹会阴切除术更广泛。它包括肛门周围较广泛的皮肤，肛门内外括约肌，坐骨直肠窝的脂肪组织、肛提肌以及盆底腹膜以下的所有淋巴引流区，如女性患者的阴道后壁。如果腹股沟内淋巴结有转移时，则应加做腹股沟淋巴结清除术。

3.肛管癌　肛周癌对放射线有较高的敏感性，疗效较好。

Papillon照射法，此法采用两野照射，会阴野和骶后野，应用^{60}Co或4～6MVX线照射。会阴野照射30Gy，分10次进行，隔日一次；骶野照射18Gy，分6次进行，每周一次，最后一周照射3次，疗程共4周。休息4～8周后再组织间插植放疗，追加20Gy/24小时或用直接会阴野追加10～20Gy/1～2周。总的原发灶剂量达58～68Gy。此法适用于瘤体较小，＜5cm，无明显的盆腔淋巴结转移者。

术前放疗，多采用三野照射术，照射量40～45 Gy/4～4.5周，休息4～6周后行手术治疗。提高手术切除率，减少淋巴转移，降低复发率。

（杨朋来　薛崇飞　韩建峰　高　艳　陈书宽　张笃琛　陈钦伟）

第七章　周围血管疾病

第一节　下肢动脉硬化闭塞症

动脉粥样硬化60岁以上人群发病率高达79.9%，当其发生于下肢动脉，并导致动脉管腔狭窄、继发血栓形成、动脉闭塞、远端组织缺血，则称为动脉硬化闭塞症（athero sclerosis oblterahs，ASO）。好发于腹主动脉下端、髂动脉、股动脉、桡动脉。患者多为男性，发病年龄在50岁以上。

一、病因与病理

（一）病因不清，可能与以下因素有关

1.高血压　大多患者伴高血压。

2.高血脂症　血中胆固醇、三酰甘油、低密度脂蛋白、极低密度脂蛋白升高，高密度脂蛋白降低。

3.肥胖　尤其是合并糖尿病者。

4.吸烟。

5.性别　男性明显多于女性。

6.遗传因素。

（二）病理

病变好发于动脉分叉处，早期内膜上血脂沉积，进而增生并形成粥样斑块，随着钙质在斑块上的沉着，斑块增大，致管腔狭窄以致完全闭塞。动脉中层弹力纤维退行性变，肌层变薄，在动脉血流的冲击下，可扩张形成动脉瘤。

二、临床表现与诊断

1.下肢缺血症状

（1）患肢易疲劳、酸胀，肢端发凉、麻木，步行时下肢肌肉疼痛致间歇性跛行。

（2）病情严重时，出现下肢静息痛，肢端溃疡不愈、坏疽。

2.下肢缺血体征　股动脉、腘动脉、足背动脉、胫后动脉搏动减弱或消失。

3.辅助检查

（1）实验室检查：部分患者血脂升高。

（2）无创性血管检查仪：下肢节段性测压踝/肱指数小于0.8。

（3）多普勒超声检查：发现动脉粥样硬化斑块，确定病变部位狭窄程度、血流速度有无血栓形成。

（4）动脉造影：显示病变部位、范围流入道、流出道及侧支循环情况，为金标准。

（5）磁共振血管造影：为无创性检查新技术，临床可大部分代替动脉造影。

（6）多排CT三维血管成像。

三、治疗

（一）非手术治疗

1.运动治疗

（1）步行锻炼法：促进侧支循环建立，方法是缓步行走，在预计发生间歇性疼痛之前停步休息，每天数次。

（2）Buerger运动：即患者平卧，先抬高患肢45度，1～2分钟后再下垂2～3分钟，再放平2分钟，并做伸屈或旋转运动10次，如此每次重复5次，每日数次。

2.药物治疗

（1）血管扩张剂前列腺素E，钙离子通道阻滞剂。

（2）抗血小板聚集药物阿司匹林、双嘧达莫（潘生丁）等。

（3）中成药复方丹参、川芎嗪等。

（二）介入治疗

1.经皮血管腔内成形术（PTA）　用于病变局限、狭窄程度较轻者。利用球囊导管扩张，可多次治疗，但远期效果不甚理想。

2.血管内支架成形术　用合金支架置入狭窄动脉段，疗效持久，远期可再闭塞。

3.血管腔内超声消融术　选择性作用于低弹性组织，使斑块和血栓粉碎消融。

（三）手术治疗

1.动脉内膜剥脱术　用于病变局限者，切除粥样硬化斑块及病变内膜，为早期技术。

2.动脉旁路转流术　用于有通畅流出道者，一般采用自体大隐静脉或者PTFE人造血管。

3.静脉动脉化　用于动脉广泛闭塞、无通畅流出道者。

第二节　多发性大动脉炎

多发性大动脉炎又称Takayasu's arteritis，或称无脉症，为主动脉及其主要分支的多发性、非特异性、慢性进行性炎症疾病。较为常见，临床多见于年轻女性。

一、病因与病理

（一）病因

本病病因不明，可能是多因素的。多数学者认为是自身免疫性疾病，亦有人认为与先天性遗传因素、性激素水平、感染或营养不良等因素有关。

（二）病理

本病主要累及主动脉，最多在主动脉弓及邻近的分支。病变由外膜向内膜发展，全层均有重度淋巴细胞和浆细胞浸润，伴结缔组织平滑肌纤维破坏、肉芽组织形成、内膜增厚硬化、管腔狭窄以致血管闭塞。平滑肌纤维破坏，管壁在血流冲击下可形成动脉瘤样改变，病变远端出现供血障碍而近端血压明显升高。

二、临床分型与临床表现

1.头臂型　病变常在从主动脉弓发出的左锁骨下动脉、左颈总动脉和无名动脉三大主干动脉的起始部，可向远端破壁。分别致脑缺血及上肢供血不足的表现，锁骨下动脉受累最多见。表现为：

（1）上肢无脉，测不到血压。

（2）缺血表现，如手指麻木、指冷、上肢无力、肌萎缩。

（3）如锁骨下动脉近端闭塞，而侧支循环良好时，可发生锁骨下动脉窃血综合征，表现为脑供血不足。尤其当缺血上肢运动后缺血表现加重。

（4）颈动脉病变可出现一过性脑缺血症状，如一过性黑蒙、眩晕、昏厥等，或偏瘫昏迷；亦有表现为视力下降、耳鸣、头痛、记忆力减退等，体检发现颈动脉、颞浅动脉搏动消失或减弱。

2.胸腹主动脉型　病变在降主动脉与腹主动脉分支处。因胸腹主动脉狭窄、闭塞，出现上肢和脑部血压升高，而下肢供血不足，间歇性跛行。体检见股动脉搏动消失或减弱，下肢血压明显下降。

3.肾动脉型　病变在肾动脉，多为双侧病变，常合并腹主动脉狭窄。表现为持续顽固高血压和腰背痛。

4.混合型　病变含上述两型以上。出现相应闭塞区缺血症状。

三、诊断

1.青年女性，有上肢和（或）下肢和（或）脑缺血表现。

2.彩色多普勒超声检查　显示管腔狭窄或闭塞部位、范围，无创检查，对锁骨下动脉及颈动脉病变诊断率高。

3.血管造影　显示病变部位、范围、程度及其主要分支动脉有无受累。用于手术或介入治疗前。

4.可选择磁共振血管造影或者CT血管三维成像。

四、治疗

（一）非手术治疗

本病为自身免疫性疾病，病变早期和活动期术后有再狭窄的可能，因此，早期应用药物治疗。

1.糖皮质激素　泼尼松5～10mg，每日3次，病情稳定后减量停药。

2.可用双嘧达莫、肠溶阿司匹林等抗血小板药物及扩管药。

（二）手术治疗

1.适应证　病变后期，有明显脑及肢体供血不足的表现，或不易控制的严重高血压。

2.禁忌证　广泛病变，难以重建血流通道者。

3.手术方式

（1）根据病变部位选择各种旁路手术。

（2）颈动脉内膜剥脱术，用于短段颈动脉狭窄者。

（3）血管扩张术：用于短段病变者，利用球囊导管扩张狭窄段，手术简便，损伤小，可重复施行，必要时可置入内支架。

第三节 动脉瘤

【动脉瘤】

动脉瘤（aneurysm）为动脉壁局部薄弱或损伤而形成的异常扩张，可发生于动脉系统的任何部位。常见于股动脉、腘动脉、锁骨下动脉、腋动脉等处，亦可发生于颈动脉、内脏动脉、胸主动脉、腹主动脉。分为真性动脉瘤（true aneurysm）、假性动脉瘤（false aneurysm）和夹层动脉瘤（dissecting aneurysm）。

一、病因与病理

1.损伤　好发于四肢、颈部等暴露部位。锐性动脉损伤，管壁破裂，血液进入周围软组织为纤维组织包裹，形成假性动脉瘤。

2.动脉粥样硬化　动脉内膜及中层退行性变，动脉壁薄弱，在动脉血压的作用下血管全层膨大扩张，成真性动脉瘤。大动脉炎、梅毒、结核等疾病亦可使动脉壁发生退行性改变，形成真性动脉瘤。

3.病变的内膜或中层在血液的冲击下破裂，血液进入动脉内、外膜之间，形成夹层动脉瘤。

4.医源性　血管介入性检查、治疗广泛开展，使医源性假性动脉瘤的发生率增加。另外，植入体内的人造血管吻合口处因感染而发生假性动脉瘤。

二、临床诊断

1.病史　有动脉硬化病史或颈部外伤史。

2.症状

（1）肿瘤压迫周围神经，可致声嘶吞咽困难或Horner综合征表现。

（2）瘤内小血栓脱落，可发生一过性脑缺血表现，头晕、头痛黑蒙、耳鸣等。

3.体征　颈部搏动性肿块，位于颈动脉三角，表面光滑、活动度不大，呈膨胀性搏动，有的可触及震颤。听诊可闻及收缩期杂音，压迫肿块近心端搏动减弱或消失。

4.特殊检查

（1）彩色多普勒检查：可清楚显示瘤体的大小、部位、管腔通畅程度等解剖学图像，且可显示瘤内血流速度、方向等血流动力学情况，为无创检查，可动态观察、重复进行。

（2）动脉造影（DSA）：明确肿瘤的部位、大小、范围，病变近、远端通畅情况，有无颈动脉迂曲、侧支循环及Willis情况。

（3）磁共振血管造影、CT血管三维成像检查对诊断亦有帮助。

三、手术治疗

（一）预防脑细胞缺氧

脑细胞对缺氧耐受力差，术中阻断颈动脉6～8分钟，即可发生脑细胞损害。术前、术中可用以下方法加以预防：

1.术前Matas试验　促侧支循环建立。用手指压迫颈动脉根部，每日3～4次，压迫20～30分钟无脑缺血症状，可行手术治疗。

2.术中低温麻醉　可延长脑细胞对缺氧的耐受时间。

3.术中颈动脉转流　维持脑血管的灌注，从容手术最为可靠。

（二）手术方法

1.动脉瘤切除、血管重建术　用于颈内动脉、颈总动脉瘤。

（1）切除瘤体，近远端动脉端-端吻合。

（2）如动脉缺损过长，则行自体大隐静脉或人造血管移植术。

（3）如颈外动脉正常，颈内动脉瘤切除后，可结扎切除颈外动脉近心端，将其与颈内动脉远心端行端-端吻合。

2.颈外动脉瘤可直接切除瘤体，不需重建血流通道。

3.带膜血管内支架动脉瘤隔绝术：为近年来安全、微创的新手术方法，正逐年兴起。

（三）手术并发症及预防

1.脑缺血　如估计手术中颈内动脉需较长时间阻断，则应先行颈内动脉转流术后再切除肿瘤重建血管。

2.神经损伤　颈动脉旁舌下神经、迷走神经等在术中应注意保护。

3.吻合口血栓形成　无损伤缝线外翻缝合，避免吻合处狭窄或内膜粗糙，术后如发现有脑缺血表现，应立即手术取栓。

【颈动脉体瘤】

颈动脉体瘤（carotid body tumor）是少见的化学感受器肿瘤，起源于颈动脉球。患者为中青年，无明显性别差异。

颈动脉瘤（carotid aneurysm）不多见，约占动脉瘤的1%～2%，可发生于颈总动脉、颈内动脉颅外段及颈外动脉。最常见于颈总动脉分叉处，其次为颈内动脉颈外段。动脉硬化引起者可双侧发病。

一、病理

肿瘤位于颈总动脉分叉处的外鞘内，也可包绕颈总、颈内、颈外动脉生长，有外鞘，一般不侵犯动脉的中层和内膜。大小不一，多为良性，生长缓慢，多无明显包膜，质中等，有恶变可能。

二、临床诊断

1.颈部搏动性肿块，位于下颌角前下方，纵向移动度小，搏动呈传导性。

2.压迫肿瘤，可因颈动脉窦受压而出现心跳缓慢、血压下降，重者可晕厥。

3.压迫肿瘤近心端，肿块无变软、缩小。

4.肿块增大，可出现迷走神经、舌下神经或交感神经受压甚至吞咽困难。

5.特殊检查

（1）彩色多普勒超声检查：表现为边界清晰、内部回声均匀的实质性肿块，瘤体内血流丰富，颈动脉受压、狭窄。

（2）血管造影：可见颈内、外动脉间距增宽，颈动脉受压狭窄，动脉分叉处可见新生小血管呈瘤样改变。

（3）MRI或CT检查，有助于了解病变确切大小以及与周围组织结构的关系。

三、手术治疗

（一）术前准备

1.了解手术信息　家属应详细了解颈动脉体瘤切除术的必要性、手术原理及过程、术后注意事项等，以便更好地陪伴和照顾患者，减轻其恐惧心理。

2.签署知情同意书　医生会详细向患者及家属说明手术情况，包括手术风险、预期效果及可能的并发症等，家属需配合签署手术知情同意书及麻醉知情同意书。

3.稳定情绪　患者应保持情绪稳定，积极配合医护人员的工作，这对手术的成功和术后恢复至关重要。

4.术前检查　术前应常规进行CT、MRI或动脉造影术等影像学检查，以明确瘤体与颈动脉的关系，同时必须有脑血管状况的评价检查资料，为手术方案的制定提供依据。

5.药物准备　术前1天需按照医嘱进行抗生素、血型测定、备血及常规药物敏感性试验等准备，以确保手术过程中的安全。

（二）手术方法

1.肿瘤切除　用于肿块＜3cm，造影无“血管瘤样”改变者。术中仔细将瘤体从血管上剥离，必要时可结扎颈外动脉，一并切除。

2.切除肿瘤，重建血管　如肿瘤包绕颈内、外动脉，难以剥离则切除肿瘤，行自体大隐静脉或人造血管移植术，重建血流通道。

【腹主动脉瘤】

腹主动脉瘤（abdominal aortic aneurysm）在动脉瘤中最为常见，多由动脉硬化引起，80%～90%位于肾动脉水平以下的腹主动脉。

一、临床表现及诊断

1.老年男性多见，多有动脉硬化、高血压病史。

2.腹中部搏动性肿块，上腹轻度不适感，部分患者有腰背部疼痛。明显剧烈腹痛常是动脉瘤破裂的前兆。

3.上腹、脐周可见搏动性肿块，有震颤，听诊可闻及血管杂音。

4.腹部X线平片可见动脉瘤内椭圆形钙化影（蛋壳征）。

5.B超、CT、MRI可明确肿瘤部位、大小及瘤腔内血栓情况。

6.血管造影可了解病变范围，明确肿瘤近、远端情况及其腹腔动脉、肾动脉等内脏血管的关系，为手术治疗提供可靠依据。

二、治疗

腹主动脉瘤患者若不经手术治疗，约50%终将死于瘤体破裂，且破裂的发生与瘤体大小无明显关系。因此，腹主动脉瘤均应手术治疗。

1.适应证

（1）腹主动脉瘤直径＞5cm。

（2）动态观察中，肿瘤增大明显者。

（3）瘤内血栓堵塞重要分支或引起下肢动脉栓塞者。

（4）动脉压迫邻近器官，出现临床症状者。

（5）动脉瘤伴疼痛，压痛者常是破裂前兆，应行急诊手术。

2.禁忌证

（1）有心、脑、肺、肾、肝等重要器官功能严重不良，不能耐受手术者。

（2）伴无法治愈的恶性疾病者。

3.术前准备

（1）积极治疗心、肺、肾、肝等重要器官并发症。

（2）充足备血1600～2000mL。

（3）肠道准备。

（4）置胃管、尿管。

（5）经上肢静脉或颈内静脉开放2条通畅静脉通道。

4.手术方法

（1）动脉瘤切除并人造血管置换：为传统经典手术，死亡率已经下降到5%以下。主要并发症为心、肺、肾功能衰竭，心脑血管缺血性病变加重和肺部感染。

（2）腹主动脉瘤带膜血管内支架腔内隔绝术：为腹主动脉瘤治疗的革命性进展，手术指征大大放宽。主要并发症为支架内漏、移位。

【内脏动脉瘤】

内脏动脉瘤较少见，可发生于腹主动脉所属的备支内脏动脉，常见于脾动脉、腹腔动脉、肝动脉、肠系膜上动脉等处。多无临床症状，常在体检或因其他疾病检查时偶然发现。

一、病因

最常见病因为动脉硬化。此外，感染、先天性动脉发育异常、外伤、动脉管壁中层退行性改变等都可引发动脉瘤。

二、临床表现及诊断

1.多无明显症状，部分患者有左上腹不适或疼痛（脾动脉瘤），右上腹不适或疼痛（肝动脉瘤）。

2.肝动脉瘤压迫胆管可出现黄疸。

3.脾动脉瘤向胃、结肠穿破致消化道出血。

4.动脉瘤破裂致腹腔内出血。

5.上腹可能闻及收缩期血管杂音。

6.腹部光平片可见动脉瘤相应部位血管钙化影。

7.B超或动脉造影可确诊。

三、治疗

因内脏动脉瘤有自发破裂倾向，原则上应行手术治疗。应根据动脉瘤部位选择不同的手术方法：

1.肝总动脉瘤、脾动脉近心端动脉瘤结扎该动脉瘤即可。

2.肝固有动脉，肝左、右动脉瘤，切除动脉瘤后，行自体静脉移植肝动脉重建术。

3.肝、脾动脉瘤亦可用介入栓塞治疗。

4.脾门处脾动脉瘤可一并切除动脉瘤、脾脏及胰尾部。

5.腹腔动脉瘤需切除动脉瘤行血管重建或结扎动脉瘤两端，行旁路术。

6.肠系膜上动脉瘤可采取动脉瘤切除和血管重建，其分支动脉瘤可行动脉瘤切除，必要时相应缺血肠管切除。

【股、腘动脉瘤】

股动脉瘤（femoral aneurysm）和腘动脉瘤在我国主要为外伤所致的假性动脉瘤，其次为动脉粥样硬化引起的真性动脉瘤。

一、临床表现

1.大腿内侧腹股沟区或腘窝部搏动性肿块是最主要症状，可触及震颤，听诊可闻血管杂音。压迫肿块近心端，肿块变软、缩小，搏动消失。

2.动脉瘤内血栓形成致管腔闭塞或血栓脱落，可出现远端肢体缺血改变，表现为皮色苍白、肢凉、麻木、疼痛感及间歇性跛行，足背、胫后动脉搏动消失等。

3.如动脉瘤内血栓致血管闭塞，搏动消失，仅表现为腹股沟区或腘窝后部肿块，应注意与肿大淋巴结或脓肿鉴别，必要时可行细针穿刺明确诊断。

二、诊断

1.较典型的临床表现。

2.超声检查　清楚显示动脉瘤的形态、结构、部位，动脉瘤的内、外径，腔内血栓情况等。安全、无创。

3.血管造影　可精确了解动脉瘤及其近、远端血管通畅情况和周围血管情况，以指导手术治疗。

4.CT成像与磁共振显像　显示动脉瘤的部位、大小、范围，腔内血栓及管壁钙化情况，可准确检测各类动脉瘤，指导外科手术方案的制订。

三、治疗

手术治疗：

1.手术切除动脉瘤，用自体大隐静脉或人造血管重建血流通道。

2.股深动脉瘤，可结扎股深动脉。

3.为避免腘静脉损伤，腘动脉瘤可结扎动脉瘤两段，切断旷置，行自体大隐静脉或人造血管旁路移植术。

4.如瘤体与周围组织粘连，可控制动脉瘤远端与近端后，切开瘤体前壁，清除血栓，行瘤内血管重建术（如腹主动脉瘤手术）。

5.带膜血管内支架腔内隔绝术，安全、微创，应用逐年增多。

第四节　雷诺综合征

雷诺综合征（Raynaud's syndrome）是肢体小动脉在寒冷或情绪激动时发生强烈的阵发性痉挛，使手指出现明显的苍白→青紫→潮红→正常的色泽改变（Raynaud现象），同时伴有指凉、麻木及疼痛的一组综合征。多为双侧，很少累及拇指，偶可侵及下肢。青年女性多见。

一、病因与病理

（一）病因

1.免疫性疾病　约80%患者最终会出现免疫性疾病，如硬皮病、系统性红斑狼疮、类风湿关节炎、皮肌炎等。

2.寒冷刺激　本病发作有明显的季节性，冬季多见。

3.内分泌因素　女性常见，部分患者月经期加重，妊娠期减轻。

4.遗传因素　部分患者有家族史。

（二）病理

疾病早期小动脉强烈痉挛，肢端苍白；继而组织因缺氧及代谢产物积聚转为青紫；此后，因大量血液进入扩张毛细血管而出现潮红；动脉痉挛缓解，正常血液流入小动脉，则皮肤恢复正常色泽。病变晚期，因长期血管痉挛，内膜增厚，动脉腔狭窄以至闭塞则指端溃疡、坏死。

二、临床表现与诊断

1.中青年女性，遇寒冷或精神刺激时，出现典型的Raynaud现象；持续时间15～60分钟不等。多为对称性发作。

2.肢端麻木、疼痛感，后期出现指端溃疡、坏死。

3.Ravnaud现象出现时，桡、尺动脉搏动正常。

4.冷水诱发试验　将患肢浸于4℃冷水中约1分钟，可诱发Raynaud现象。

5.皮温恢复试验　于室温20～25℃屋内室内患指皮温后，将患肢浸于4℃冷水中20秒，然后测患指皮温恢复时间，超过20分钟则为阳性。

6.冷刺激前后动脉造影　患指浸入冷水20秒前后分别造影，可见指动脉管腔小、内膜粗糙、阻塞，但近心端血管及掌动脉弓正常。

7.免疫功能检查，可能发现病因。

三、鉴别诊断

1.手足发绀症　多见于青年女性，遇冷发作，手足皮肤均匀发绀，范围较广，无典型的Raynaud现象。

2.网状青斑病　皮肤呈持续性网状或点状发绀，多发生于下肢，可累及上肢、躯干及面部。

四、治疗

1.非手术治疗

（1）禁烟。

（2）保暖　注意全身及局部保暖，避免接触冷水。发作时可将手浸入40℃左右的温水中。

（3）扩管药　利血平缓解血管痉挛，促进侧支循环形成，改善血供。口服0.25mg，每日3次。

2.手术治疗

（1）胸交感神经切除术：降低血管张力，扩张血管。手术经胸切除第2、3、4交感神经节。近年来，胸腔镜下胸交感神经切除术取得了较好的效果。

（2）尺动脉、桡动脉及指动脉周围交感神经纤维切除术，近期效果较满意。

第五节 胸廓出口综合征

胸廓出口综合征是锁骨下动脉和（或）静脉及臂丛神经在胸廓出口的第1肋骨和锁骨之间，因解剖结构异常受骨质或韧带的压迫所产生的一组综合征，影响上肢功能。依据神经、血管受压后出现的主要症状而分为神经型、动脉型、静脉型及混合型。

一、病因

1.颈肋、第1颈椎横突过长，第1胸肋、锁骨畸形，锁骨骨折。

2.前斜角肌肥大变形或纤维化，压迫锁骨下动脉、静脉及臂丛神经引发临床症状。

3.发生于第7颈椎横突，第1肋等处的异常韧带等均可压迫锁骨下动脉、静脉及臂丛神经。

二、临床表现与诊断

1.多为年轻女性患者，常因上肢疼痛、无力或感觉异常而就诊，前臂尺侧肌肉小鱼际肌萎缩。

2.往往在上肢处于某一特定姿势诱发症状。

3.臂丛神经受压表现　上肢疼痛、麻木、无力、易疲劳。

4.锁骨下动脉受压表现　患肢皮色苍白、肢冷、皮温下降，上肢过度外展时加重，桡动脉搏动减弱，可见Raynaud现象。

5.锁骨下静脉受压表现　患肢肿胀、青紫，上肢及胸壁浅静脉怒张。

6.上肢疲劳试验　上肢外展90度，前臂屈曲90度，双手指快速握拳、伸指3分钟内手无力、下垂为阳性。

7.上肢外展试验　上肢外展外旋90°时，锁骨下神经、血管压在胸小肌后间隙及喙突下方，患者感肩、颈及患肢疼痛，桡动脉搏动消失或减弱，手指苍白，锁骨下动脉区可闻收缩期血管杂音。

8.Adson试验　也称斜角肌压迫试验。患者双上肢水平外展，头部转向患侧，挺胸昂头深吸气，桡动脉搏动消失或减弱为阳性。

9.颈及上胸部X线拍片，可发现骨性病变。

10.锁骨下动脉、静脉造影可见动脉、静脉受压部位及侧支循环情况。

三、治疗

（一）非手术治疗

非手术治疗适用于发病早期、症状轻微者，可锻炼肩部肌肉，改变工作姿势，避免上肢过度外伸。

（二）手术治疗

1.手术适应证

（1）第7颈椎横突过长，颈肋、第1胸肋及锁骨异常等骨性异常所致的锁骨下动脉、静脉、神经受压者。

（2）锁骨下动脉、静脉受压，血管造影发现有明显狭窄者。

（3）臂丛神经受压症状明显者。

2.手术方法　扩大胸廓出口，解除对锁骨下动脉、静脉、神经的压迫。方法包括颈肋切除、第7颈椎横突切除、第一肋切除。

第六节　先天性静脉畸形骨肥大综合征

先天性静脉畸形骨肥大综合征为比较少见的先天性静脉畸形病变，多发生于下肢，男女发病率基本相等。

一、病因与病理

本病病因不详，无明确家族史及遗传史。病变约50%发生在腘静脉或胫腓干静脉，30%累及腘静脉和股浅静脉，最常见为纤维束带、异常肌肉或静脉周围鞘膜形成压迫静脉；其次为静脉发育不良及静脉闭塞。下肢深静脉主干回流障碍，畸形侧支血管大量开放，形成明显的浅静脉曲张。

二、临床表现

常有典型的KTS三联征，即：

1.血管痣或血管瘤　大多出生时即存在，呈点状或片状，可分布于患肢的一部分或整条肢体，甚至患侧臀腰部。

2.浅静脉曲张　极明显广泛的浅静脉曲张，尤以大腿外侧为甚，可延及臀部。

3.患肢增粗、增长　患肢较正常侧肢体明显粗、长，致骨盆倾斜、脊柱侧弯等不良后果。X线摄片见胫、腓骨骨质增厚。此外，尚有下肢肿胀、小腿溃疡经久不愈等静脉回流障碍表现。

三、诊断

1.依据上述典型的临床表现，可初步诊断。

2.深静脉顺行造影　可明确诊断，了解主干静脉病变部位、范围、程度及异常侧支，为治疗提供依据。

四、治疗

1.对症治疗　患肢着弹力袜。

2.切断切除异常的纤维束、异常肌肉和静脉周围鞘膜，解除对主干静脉的压迫，恢复静脉通道。

3.短段静脉干发育不良或闭塞时，可用自体大隐静脉行搭桥转流术。

4.患肢明显过长致骨盆倾斜，步态不稳时，成年人可行截骨术，未成年人可行骨骺固定术。

5.禁行大隐静脉高位结扎加抽剥术或分段结扎术。

第七节　海绵状血管瘤

海绵状血管瘤（cavernous hemangioma）是最常见的血管源性良性肿瘤，为先天性血管畸形，起源于血管内皮细胞。全身多发海绵状血管瘤，并伴内脏血管瘤，则为海绵状血管瘤病。

一、病理

大量充满血液的囊腔位于皮肤真皮层内、皮下组织或内脏组织（如肝脏）间，深浅、形态、大小不一，囊壁为内皮细胞，极易破裂出血。

二、临床表现与诊断

1.肿瘤可发生于身体任何部位，以四肢、躯干、面部多见。

2.表浅肿瘤可见体表蓝色包块，质同海绵、柔软，压之可排空缩小，解除压迫，肿块迅速恢复原状。

3.弥漫性生长者，肿瘤可侵及肌肉、血管、神经间隙，与周围组织无明显界限。巨大者可影响肢体功能。

4.深在肿瘤，细针穿刺吸出血液可帮助诊断。

5.肿瘤直接穿刺造影可明确肿瘤大小、浸润范围。

6.动脉血管造影可了解肿瘤的血供情况，必要时可行栓塞治疗。

三、治疗

1.非手术治疗

（1）硬化治疗：用于表浅小肿瘤。瘤腔内注射硬化剂，引发血栓形成，使瘤腔闭塞。瘤体较大者，可分次硬化治疗。

（2）激光治疗：用于表浅小肿瘤，尤其颜面部肿瘤，损伤小，不影响外观。

2.手术治疗

（1）尤其适于病变较局限者，完整切除肿瘤。

（2）对病变范围广者，可先行肿瘤供血管栓塞，待肿瘤缩小后，再手术切除。

3.若病变侵入骨骼、关节，则可先行硬化或激光治疗，再根据肿瘤发展情况，考虑进一步治疗措施。

4.供血管栓塞治疗　如肿瘤有明确供血管，则可栓塞该动脉。

第八节　血管损伤

血管损伤（vascular injury）较为常见，除刀、剪、枪弹伤外，和平时期最常见的为工伤、交通事故伤。近年来，医源性损伤的发病率呈上升趋势。

一、病因与分类

1.锐伤　刀剪伤，枪弹伤，骨折断端或碎片、玻璃碎片刺伤等可致血管锐伤，多为开放性贯通伤及裂伤，伤及血管全层致管壁穿孔，部分以致完全断裂，并致大出血。如动脉、静脉同时受伤，可形成动静脉瘘。

2.钝伤　交通事故、机器撞击、建筑物倒塌挤压、高空坠落等可致血管钝伤。外作用力的不同大小，可致管壁不同程度的损伤，可仅伤及内膜或内、中膜，也可造成全层挫伤、裂伤，形成壁间血肿，血管内血栓形成或局部大血肿。

3.医源性损伤　介入性诊断、治疗中导管、导丝对管壁、内膜的损伤可致血管内血栓形成或假性动脉血栓。最常见于股动脉处。

二、临床表现

1.出血　出血量的大小与受伤的部位、受伤血管管径的大小、血管伤的程度有关。鲜红色搏动性出血是动脉血，持续暗红色出血为静脉血。四肢躯体部出血易发现并较易控制，胸腹腔内出血常因无外出血表现，易被忽视或因无救治条件而危及患者生命。

2.休克 主要是出血引起血容量锐减所致。此外，创伤、疼痛亦可致休克。

3.血肿 受伤部位出现搏动性肿物，可触及震颤，听诊可闻收缩期杂音。颈血管破裂，血肿会压迫气管致呼吸困难征象。肢体动脉破裂血肿可致神经、静脉受压症。

4.肢体伤口出血或骨折、关节脱位而引起的畸形、肿胀、血肿。

5.腹腔内出血征象 体表伤口有鲜血渗出或伤后腹部迅速隆起，出现压痛、反跳痛等腹膜刺激征，腹腔可吸出不凝固血液。

6.组织缺血症 肢体血管外伤后，远端肢体出现缺血征象，如肢冷、疼痛、肤色苍白、动脉搏动消失等。颈动脉外伤可致失语、脑缺血，对侧肢体无力偏瘫等。

三、诊断

1.外伤史 了解致伤原因、部位、方向、外力作用大小可初步判断受伤程度、失血量等情况。

2.现场止血后患者生命体征稳定时，可行必要的辅助检查：

（1）X线：了解有无骨折、关节脱位等合并伤；有无枪弹异物；有无气管移位、纵隔血肿、胸腔积液等。

（2）超声检查：了解血管损伤部位、管腔内血栓形成及局部血肿情况。

（3）血管造影用于判断有无血管伤及损伤部位不明确者。非主干血管损伤可于造影时行栓塞治疗，能取得良好的效果。

应避免为明确损伤部位而在病情危重实行过多辅助检查，以免延误治疗，危及伤者生命。

四、治疗

血管损伤常为复合伤，抢救治疗中应分清主次，在挽救生命的前提下，尽可能减少伤残。

1.术前准备

（1）维持生命体征：保持呼吸道通畅，气管插管给氧。

（2）同时开通2条以上通畅的静脉通道，快速补液，维持血容量。

（3）伤口止血：现场可用手压、加压包扎及止血带压迫法压迫止血。

（4）准备充足的血液、血浆代用品、血管器械及代血管。

2.手术治疗

（1）对重要器官及肢体的供血管，原则上应行动脉重建术，如颈总、颈内动脉，锁骨下动脉，腹腔动脉，肝固有动脉，肾动脉，肠系膜上动脉，肾动脉，髂总、髂外动脉，股浅动脉等。

（2）非主干动脉血管，不致影响器官功能及肢体供血的，可考虑结扎，如髂内动脉、股深动脉、肠系膜下动脉、颈外动脉、肝总动脉等。

（薛崇飞　杨朋来　韩建峰　高　艳　陈书宽　张笃琛　孔德文）

第八章　胆道疾病

第一节　胆囊结石

胆囊结石（cholecystolithiasis）是胆道系统最常见的疾病，女多于男。随年龄增长发病率增加，故多见于中老年人。

一、病因与病理

80%的胆囊结石是胆固醇为主的混合性结石。胆囊的病理改变及临床表现取决于结石对胆囊黏膜刺激及结石是否引起梗阻。结石长期对胆囊黏膜刺激，可导致慢性胆囊炎，临床症状较轻，或无症状。一旦结石嵌顿在胆囊颈或胆囊管时，致胆汁淤积，极易并发细菌感染而发生急性胆囊炎、胆囊积水、胆囊化脓、坏疽、穿孔、内瘘等。若结石梗阻缓解，急性炎症也可迅速好转、消退。转入慢性胆囊炎阶段，如此反复发作，可形成“萎缩性胆囊炎”。如果较小的结石排入胆总形成继发性胆总管结石，可导致急性胆管炎、梗阻性黄疸或急性胰腺炎。

部分胆囊结石患者可多年或终身无明显症状，多数患者在不同时期出现程度不等的临床症状。

二、诊断

（一）临床表现

1.症状

（1）慢性结石性胆囊炎时右上腹隐痛，餐后感上腹闷胀不适。

（2）结石嵌顿于胆囊颈部或胆囊管可引起剧烈胆绞痛，常在饱食或吃油腻食物后，部分患者夜间发作，常伴有恶心、呕吐。如嵌顿结石因体位的变动或用解痉药物解除了梗阻，则绞痛即可缓解，发病时间短，无感染，故无发热、寒战。当结石梗阻不解除或伴感染时，则引起急性胆囊炎。

（3）小的结石排至胆总管时，形成继发胆总管结石出现巩膜黄疸、发热及剧烈右上腹疼痛。

2.体征

（1）一般无阳性体征，许多无症状的胆囊结石只是在体检或因其他疾病做B超检查时才被发现。

（2）当结石嵌顿于胆囊颈管时，右上腹胆囊区域有压痛，有时可扪及肿大的胆囊。Murphy征阳性。

（二）影像学检查

1.B超是诊断胆囊结石的首选检查方法，能较清晰显示胆囊大小、壁厚及胆囊结石所特有的高密度强光团回声。

2.口服胆囊造影和静脉胆道造影对胆结石的诊断准确率仅为50%，因此阴性结果不能排除结石。口服胆囊造影对了解胆囊的功能有帮助。直接胆道造影仅在判断有无继发胆管结石或Mirizzi综合征时有效。

3.CT对胆囊结石的诊断不如上述几种方法好，但对判断结石成分有帮助。

（三）鉴别诊断

有消化道症状者应与胃十二指肠疾病相鉴别，必要时需做钡餐或胃镜检查。

三、治疗

（一）非手术治疗

1.无症状的胆囊结石是否需要治疗目前常有争论。

2.药物溶石治疗　口服鹅去氧胆酸（chenodeoxycholic acid，CDCA）可溶解胆固醇结石，13～15mg/kg，每日3次，饭后服用，连服12～24个月；或用熊去氧胆酸（ursodeoxycholic acid，UDCA）8～13mg/kg，服法与CDCA同；或CDCA与UDCA各取半量联合应用。药物溶石适用于肝功能正常，胆囊功能良好，<1cm的阴性结石。此法疗程长，药费贵，停药后结石复发率高。

3.体外震波碎石（ESWL）　适用于胆囊功能良好，结石数目少于3个，直径小于2cm。碎石后需加药物溶石治疗，方法同上。ESWL有一定的并发症，胆结石嵌顿于胆囊管或十二指肠乳头引起胆绞痛和黄疸。结石复发率高。

4.中医中药利胆化瘀治疗　可减轻症状，减少发作次数。

（二）手术治疗

1.胆囊造口术　仅适用于患者情况极度不好者。

2.开腹胆囊切除术　对有症状的胆囊结石外科治疗原则是切除含结石的病理胆囊。由于胆囊结石可同时伴有胆总管结石，故有以下情况，行胆囊切除时还需探查胆总管：

（1）有黄疸病史者。

（2）胆囊内细小结石。

（3）胆总管扩大、管壁增粗。

（4）胆总管内摸到结石或蛔虫。

（5）胰腺头部肿大或变硬。

（6）术前行B超或ERCP证实胆总管有结石者。

（7）有条件行经胆囊管胆道造影有结石负影者。

3.腹腔镜胆囊切除术（laparoscopic cholecystectomy）　这种方法除有与手术方法相同的治疗效果外，还有其切口小、痛苦轻、出血少、对腹腔脏器干扰轻、恢复快、住院时间短等优点。亦能行胆总管胆道镜探查。但对胆囊内瘘和胆囊癌的患者视为禁忌证。

第二节　急性胆囊炎

急性胆囊炎（acute cholecystitis）是外科急腹症中常见病，它可以是原发的，但90%以上伴发于胆囊或胆管结石。

一、病因与病理

（一）病因

1.胆囊管梗阻　90%由结石嵌顿在胆囊颈或胆囊管引起机械性梗阻所致。其他因素还有胆囊管扭曲、粘连或炎性狭窄、蛔虫堵塞等。当胆囊管梗阻后，胆汁浓缩，高浓度的胆盐可刺激胆囊黏膜上皮，引起炎症变化。

2.细菌感染　大多致病菌来自肠道通过胆道逆行而入侵胆囊，也有来自血循入侵者。致病菌主要为革兰阴性杆菌，如大肠埃希菌、变形杆菌、产气杆菌、铜绿假单胞菌等。

3.创伤、化学刺激　严重创伤和大手术后胆囊收缩功能低，胆汁淤积，盐浓度升高，刺激胆囊黏膜致病。胰液反流入胆囊损害胆囊黏膜，亦可引起急性非结石性胆囊炎。

（二）病理

1.单纯性胆囊炎　胆囊壁充血水肿、稍厚，胆汁外观尚正常或略呈混浊，细菌培养多数为阴性。

2.化脓性胆囊炎　胆囊明显增大，表面有脓苔，胆囊壁水肿，充血明显，胆汁混浊，呈脓样胆汁，细菌培养常为阳性。

3.坏疽性胆囊炎　胆囊极度增大，胆囊内压高，压迫囊壁致血循障碍，引起组织坏死。如囊壁坏死穿孔，可导致胆汁性腹膜炎。

三、诊断

1.突发右上腹持续性剧烈疼痛　可向右肩部放射，伴胆囊结石嵌顿于胆囊颈管处，可出现阵发性绞痛。伴发热、畏寒、恶心和呕吐。炎症重者可出现轻度黄疸。发病前常有进油脂饮食。

2.体检　右上腹有明显压痛和肌紧张。Mmphy征阳性并常在右上腹触及肿大胆囊，胆囊穿孔后可出现腹膜炎体征。

3.实验室检查　白细胞计数增加，一般为（10～15）$\times 10^9$/L，中性粒细胞升高。尿胆红素、尿胆原一般为阴性。炎症重者，尿胆原增加。

4.影像检查　B超和CT成像可发现胆囊肿大、壁厚，伴结石时可见胆石团和声影。

5.鉴别诊断　急性胆囊炎应与急性胃炎、胃十二指肠溃疡或溃疡穿孔、右下肺炎、胸膜炎、泌尿系结石、急性阑尾炎鉴别。

四、治疗

（一）非手术治疗

适于发病时间短、症状较轻的初次发作的单纯性急性胆囊炎，或症状轻的结石性胆囊炎控制炎症后择期手术。治疗方法包括：

1.禁食、胃肠减压。

2.解痉止痛。

3.纠正水、电解质和酸碱平衡失调。

4.应用广谱有效的抗生素。

（二）手术治疗

1.急诊手术　出现下列情况者应急诊手术。

（1）急性胆囊炎经非手术治疗效果不佳。

（2）胆囊肿大明显，感染症状重，体温升高，脉搏加快，白细胞值升高者。

（3）疑有胆囊坏疽或穿孔，明显腹膜刺激征。

2.择期手术　手术方式同胆囊结石章节。

第三节　急性梗阻性化脓性胆管炎

急性梗阻性化脓性胆管炎（acute obstructive suppurative cholangitis，AOSC）是以胆管梗阻和感染为主要病因的一种危重胆道疾病，临床上引起胆道梗阻和感染的常见原因是胆管结石、胆囊结石或Mirizzi综合征。此外，胆道良性狭窄、Oddi括约肌功能障碍或成人先天性胆总管囊肿也常可发生AOSC。

一、病因与病理

引起胆道感染的细菌可通过门静脉、胆道寄生虫、造影用各种导管以及胆肠吻合口进入胆管，在胆道梗阻或狭窄的条件下细菌可大量繁殖，细菌及其毒素可从肝内小胆管进入肝窦，导致菌血症，毒血症甚至败血症发生，这是二者之间压力梯度的结果。

二、诊断

（一）临床表现

1.症状

（1）右上腹部疼痛，常很剧烈，并伴局部压痛，这与胆管梗阻的速度和程度直接有关。

（2）发热、寒战：常有突然性高热，多为持续性，伴有剧烈寒战，然而随着全身毒血症的加重，寒战反而减轻。

（3）中枢神经系统抑制：主要表现为意识障碍和昏睡以至昏迷，是一种危重凶险的先兆，一般表明败血症已来临，随之会导致感染性休克。

（4）其它：还伴有恶心、呕吐、食欲减退、尿液呈茶色等症状。

2.体征

（1）肝脏肿大或可触及肿大的胆囊，右上腹部压痛或叩击痛，Murphy征阳性。

（2）黄疸：亦是其常见临床表现之一，与胆管梗阻程度有关，若梗阻仅限于一叶肝胆管，则腹痛较轻，黄疸亦可不明显。

（3）脉快而弱，烦躁不安，血压低，四肢微汗冷凉，若病情未得到有效控制则可发展引起休克。

（二）辅助检查

1.血常规检查　白细胞升高，$>20\times10^9$/L，可出现毒性颗粒。

2.血清ACT、AST、AKP、GGT升高，血胆红素明显升高。

3.尿胆红素阳性，病情严重时可出现酸中毒和血钾低。

4.B超检查　能清晰显示梗阻近侧扩张胆管、梗阻原因（结石、肿瘤）、梗阻部位。

5.ERCP或PTC检查　PTCD可做Oddi括约肌切开或置管引流，一则可以用作诊断，二则可作为暂时缓解症状的治疗。

6.CT、MRI　可作为进一步明确病因的检查。

三、治疗

（一）手术治疗

1.手术治疗的原则　解除梗阻，清除病因，通畅引流。

2.手术时机选择十分重要

（1）伴有休克的AOSC者应积极抗休克、抗感染治疗，补充血容量和调整酸碱平衡，待患者一般情况有所好转就应立即手术。

（2）若经手术准备2～4小时后，休克症状未见缓解，血压不稳定，亦应手术，但手术宜简单有效，必须保证梗阻近端胆管充分引流。

（3）病情较稳定者可以进一步明确病因和充分的围手术期准备，亦可以手术。

（4）经保守治疗24～36小时后仍未见好转者亦应手术治疗。

3.手术方式

（1）胆总管切开取石+置T型管减压、引流。如患者一般情况良好，又多次反复发作胆管结石，可行取石后施行胆肠吻合术，如胆总管空肠Roux-Y吻合术。

（2）若患者一般情况差，不能耐受较大且时间长的肝胆管取石手术，在结石上方胆总管或肝管做切开胆管置T型管减压引流术。

（3）胆囊结石伴有炎症，若病情允许可同时行胆囊切除术。

（4）患者病情稳定，肝内结石限于左外侧叶并合并萎缩，可行胆总管切开引流的同时，行肝左外叶切除。

（二）非手术治疗

1.全身支持治疗　解痉止痛，纠正酸碱平衡失调，水、电解质紊乱，补充血容量，常用山莨菪碱10～20mg，静脉滴注，补充维生素C 3g、维生素K 40mg。

2.合理应用抗菌药物

①对大肠埃希菌敏感抗生素：庆大霉素24万U～32万U，静脉滴注，每天1次；阿米卡星（阿米卡星）2～4g，静脉滴注，每天1次；氨苄西林/头孢拉定4～6g/d。

②对厌氧菌敏感抗菌药物：甲硝唑100～200mg/d。待细菌培养和药敏试验报告后再调整。

3.抗休克治疗　升压药可选用多巴胺40～80mg加入250～500mL盐水中滴注。同时，用肾上腺素皮质激素，地塞米松10mg/次，均静脉给药。

4.引流方法

（1）经皮肝穿刺插管引流（PTCD）。

（2）内窥引流术（EID）　应用十二指肠镜寻找十二指肠乳头，经检查孔插入引流管，引流管的两端带有方向相反的倒钩，可防止引流管上下移位，做内引流时应做乳头切开，至能容纳引流管置入；然后，向胆管内插入金属丝的导管使其穿过梗阻部位，随后再用一椎管将内引流管沿导管推入，使导管头端位于梗阻部上端，末端游离在十二指肠腔内1～2cm，可见胆汁溢出，才可以将导管和内镜撤出。

（3）经鼻外引流术（ENBD）　做ERCP检查，探查十二指肠乳头，经内镜治疗孔道将导丝插入胆总管内，使其越过胆道梗阻狭窄段，随后再沿导丝放一引流管，其顶端超过梗阻部位放在肝总管内，然后将引流管之末端自鼻孔引出并固定之。

第四节　肝外胆管结石

胆管结石包括肝外胆管结石和肝内胆管结石。外胆管主要是指肝总管结石和胆总管结石，临床上亦将肝外胆管结石统称为胆总管结石。其分为原发于胆管系统的所谓原发性胆总管结石；亦可以是从胆囊移位于胆总管的继发性胆总管结石。

一、临床表现

1.结石引起Oddi括约肌痉挛或胆总管下段梗阻，常可引起急性发作性胆绞痛，往往伴有黄疸。

2.剑突下方或右上腹部可出现典型的、剧烈的、刀绞样疼痛，痉挛可放射至右肩部，伴呕吐、恶心。

3.严重的胆道梗阻性化脓性胆管炎常伴寒战、高热。

4.体检时可以剑下或右上腹部有压痛、反跳痛、肌紧张。

5.有时可扪及肿大胆囊，Murphy征阳性。

二、诊断与鉴别诊断

1.剑突下或右上腹部压痛、反跳痛、肌紧张，甚至伴腹膜炎体征。

2.B超检查能准确诊断胆总管扩张伴结石。

3.辅助诊断可采用PTC、ERCP等特殊检查，其诊断正确率达96%。

4.CT或MRI均可对胆总管结石做出准确诊断。

5.嵌顿在壶腹部的1cm左右结石，可以有或无腹痛和发热、畏寒等症状，仅有进行性黄疸加深和肝功能损害，此时勿误诊为胆道肿瘤，应予鉴别之。

三、治疗

（一）胆总管结石并有胆囊结石的治疗

1.常规开腹手术　胆囊切除术+胆总管切开取石术+T型管引流术。

2.腹腔镜胆囊切除术后

（1）若胆总管直径＞1cm则应做胆总管切开探查，术中纤维胆道镜检查取石。

（2）若胆总管直径在＜1cm，可通过胆囊管用输尿管镜取石，或术后做十二指肠Oddi括约肌切开手术取石。

（二）胆囊已切除、胆总管结石的治疗方法

1.常规开腹手术，切开胆总管取石，加T型管引流。

2.经十二指肠做ERCP检查，并做十二指肠Oddi括约肌切开术（EPT）取石。

3.采用中西医结合治疗排石总攻疗法。

4.有Oddi括约肌狭窄者，应做开腹施行Oddi括约肌成形术治疗。

5.T型管引流应做胆道造影术后视胆管内有无残余结石，再决定是否拔管，若胆总管残余结石，应于术后6周考虑做术后胆道镜取石术。

第五节　肝胆管结石

肝胆管结石为原发于胆管内的结石，是胆石症中最复杂、最难治的疾病。结石多以胆色素结石为主，形态不定、大小不一，呈泥沙样，甚至为糊状胆泥。结石可遍及肝内胆管，亦可以限于半肝、肝叶或肝段。据目前调查资料表明，尽管肝内胆管结石的发生率占胆石症的5%～7%，其与胆囊结石发生率相比，大有降低之势，但肝胆管结石的诊治问题仍十分困难。

一、临床表现

1.局限于肝内某一细小胆管的结石，一般无症状，无需治疗。

2.肝内胆管结石阻塞胆管的部位不一，其临床表现亦不同，肝内结石不伴感染时可以有上腹部疼痛、发热、恶心、呕吐等消化道症状。

3.第一侧肝胆结石，以胀痛为主，一般无黄疸。

4.其结石降至胆总管下端梗阻，常可伴发胆道感染，此时就会有典型右上腹部疼痛、发热、恶心、呕吐等消化道症状。

5.若胆道感染未及时控制，可发生多发性胆源性肝脓肿，脓肿可穿破到膈下，甚至穿破横膈到肺，形成支气管胆瘘，咳嗽可能有苦味胆汁样痰液。

二、诊断和鉴别诊断

1.B超检查　应为首选检查方法，可显示肝内胆管扩张的程度，结石部位、大小、分布情况。

2.PTC胆道造影　该诊断可以直接显示肝内胆管的形态和扩张的情况，及结石的分布情况，并可了解肝内胆管扩张、结石与肝脏其他相邻部位的关系，它与B超相结合其诊断准确率可达85%～90%。

3.ERCP检查　可以显示肝外胆管及肝内胆管结石的影像信息。

4.CT或MRCP检查　可以作为必要的补充检查方法，且可以避免一些因做PTC、ERCP等检查造成的并发症，如胆漏或内出血等。

5.肝内胆管结石继发梗阻、感染应与肝脓肿、肝癌等做鉴别诊断。

三、治疗

1.肝内胆管结石好发于左肝外叶和右肝后叶胆管，并伴局限性肝萎缩，首选治疗方法是左肝外侧叶或右肝后叶切除术。

2.肝内多发性结石有局限性胆管扩张伴胆管感染，需做胆囊切除术加胆总管切开取石，最好结合使用术中胆道镜检查使残石率降至最低水平。

3.肝门部胆管结石并胆管狭窄，应做胆管切开取石；如胆管成形术或劈开胆管扩大引流通道，做Ronx-Y型胆肠吻合。

4.伴有门静脉高压的肝内胆管结石患者，若有条件可先行胆道手术，尽可能取尽结石，解除梗阻，通畅引流，控制感染。若严重的门静脉高压伴食管静脉曲张、肝门部静脉曲张，容易出血，可先拟行胃底贲门周围血管离断术，以缓解肝门部曲张血管，降低门静脉压力以利于胆道手术进行。

第六节　术后胆道残余结石

目前，肝内、肝外胆管结石仍占10%～30%。如果术中应用胆道镜检查其发生率明显降低，但仍伴有发生。

一、诊断和鉴别诊断

1.胆总管切开取石，T型管引流手术后，经T型管造影，或胆道镜检查可以明确有无残余结石。

2.B超检查仍为检查胆道残余结石的最好方法，既简便、准确、无创伤、经济，又诊断率高。它可以明确结石大小、部位、结石数目等。

3.对术后有梗阻性化脓性胆管炎的患者，应做B超检查或做PTC等检查，明确诊断。

4.磁共振数字减影术（MRCP）：对有些碘过敏试验阳性的患者可选用MRCP，可清楚的显示肝内胆管结石的图像，供术后胆道残余结石的处理提供可靠依据。

二、治疗

1.有引流或空肠盲袢者可行术后胆道镜取石　胆道镜可经T型管或U型管瘘道管取石，一般来讲，取石比溶石的效果好。

2.药物溶石治疗　溶胆固醇结石的药物有单产烷素和甲基叔丁醚；溶胆色素结石的药物有六偏磷酸钠、二甲基亚砜，溶两种结石药物有鹅去氧胆酸和依地酸二钠。

3.已证实为肝外胆管残余结石应开腹手术或经腹腔镜胆总管切开取石，术中增加腹腔镜细纤维胆道镜检查取石治疗。

4.已切除胆囊、胆总管残余结石者，若结石难以排出，可做ERCT检查，证实有残余结石后可做十二指肠Oddi括约肌乳头切开术取石（EPT），疗效较好。

5.经ERCP检查证实有残余结石，亦可用体外冲击波震碎石，或用超声、液电碎将结石变小，再用取石网取石。

6.若胆总管下端狭窄，或Oddi括约肌功能失调，除做EPT外亦可以做开腹手术，拟行Oddi括约肌成形术以利通畅胆汁排出。

第七节 胆道出血

胆道出血（hemobilia）系因创伤、结石感染、肿瘤、血管疾病或其他因素致使肝内、肝外血管与胆道、胆囊相通，血液经胆道入十二指肠，胃胆道出血。临床表现以胆绞痛、上消化道出血、黄疸三大症状为其特点。

一、诊断

（一）病史特点

胆道出血前常有肝、胆手术，肝穿刺，肝外伤病史，或者有胆石病、胆道蛔虫、肝肿瘤病史。

（二）典型症状

1.上腹或右上腹绞痛或胀痛，并向右肩背部放射。

2.呕血及黑便　常在上腹绞痛后出现呕血、黑便，或仅有黑便。出血后疼痛暂时缓解，常是周期性发作，每隔数日或1周左右重复发生。如带有T型管或放置U型管引流者，常可见鲜血经T型管或U型管周围涌出。已行胆肠内引流者，发生胆道大出血时，大量鲜血经吻合口直接进入肠道，常无典型的胆绞痛发生，如出血不能控制常易发生失血性休克。

3.黄疸　多数患者可出现全身皮肤、巩膜黄染及不同程度的低热，合并感染时则出现寒战、高热。

4.体征　贫血貌，巩膜及全身皮肤黄染。右上腹不同程度的压痛或肌紧张，肝及胆囊肿大。有T型管者可见大量鲜血经引流管或周围涌出，出血量大者可出现休克。

（三）辅助检查

1.实验室检查　血常规表现为红细胞及血红蛋白下降、白细胞计数升高，特别是合并感染时白细胞计数明显升高。

2.B超检查　可发现肝内、外胆管扩张，可发现胆囊及肝胆管结石，肝、胰的占位性病变。

3.选择性肝动脉造影　可发现肝内占位性病变、肝动脉的瘤样病变、肝动脉胆管瘘、肝动脉门静脉瘘及肝动脉的异常病变。选择性肝动脉造影的阳性结果为胆道出血提供治疗依据。

4.纤维内镜检查　内镜下发现血液自壶腹开口处流出，则确诊为胆道出血。同时了解并排除食管、胃及十二指肠的出血病变。

5.其他检查　如肝脏CT扫描、磁共振（MRI）及核素扫描，可适当选择应用。带有T管的患者，在出血停止期可行T型管造影。未经手术的病例在出血停止期可行ERCP检查有助于寻找出原因。

（四）鉴别诊断

本病应与溃疡病出血、食管静脉曲张破裂出血及胃癌出血相鉴别。

二、治疗

（一）非手术治疗

非手术治疗包括输血、止血药物，补液抗休克及营养支持治疗，应用足量的广谱抗生素，同时做好手术前的准备。

非手术治疗的适应证：

1.出血量不大或首次出血。

2.出血前无梗阻性黄疸或化脓性胆管炎病史者。

3.已行手术探查，经选择性动脉造影、T管造影、纤维内镜检查出血病灶仍不明显者。

4.全身情况差不能耐受手术者。

（二）选择或超选择性肝动脉栓塞术

选择性肝动脉造影及栓塞术是胆道大出血诊断及治疗的重要方法。胆道大出血经非手术治疗出血不能控制，即应考虑肝动脉造影，经肝动脉造影证实为肝动脉病变所致胆道出血者，可行选择性或超选择性肝动脉栓塞术。

（三）手术治疗

1.适应证

（1）出血量大，伴出血性休克且不易纠正者。

（2）合并梗阻性化脓性胆管炎，非手术治疗不能控制者。

（3）肝动脉栓塞无效者。

（4）有原发病灶需手术处理者。

（5）胆囊内病变引起出血者。

2.手术时机

（1）如出血病灶定位明确，术前已做好准备，可择期或出血间歇期手术。

（2）非手术治疗中出血周期越来越短，或出血量大伴有休克，抗休克治疗难以纠正，应急诊手术。

3.手术探查

（1）目的：①进一步明确是否胆道出血。②明确是肝内、肝外胆道出血或胆囊出血。③明确出血来自哪一侧肝内胆管，或两侧肝内胆管。④了解出血原因。

（2）方法：①肝表面、胆囊、肝外胆管的视、触诊。了解肝脏是否肿大，局部隆起、肿块、结石、肿瘤、血肿、脓肿、搏动性肿块，肝外胆管是否扩张，胆囊是否肿大或有积血，有无肝动脉震颤或搏动性包块。②胰腺是否肿大，有无结节包块。③胆总管探查，清除积血或血块，明确出血来自哪一侧胆管，借助术中胆道镜或术中胆道造影，辨明出血部位、出血原因。

4.手术方法　依照病变及出血部位是否明确、技术条件是否具备依次考虑手术方法。

（1）肝动脉结扎术：①不能切除的肝肿瘤或胆管癌所致的出血。②出血虽来自一侧叶、肝段，但患者情况差，不宜于行肝叶、肝段切除者。③术中出血已停止，但对出血部位判断不清的肝内胆道出血。

（2）肝叶、肝段切除：适宜于病变局限于一侧、一叶、一段，并确认出血来自一侧、一叶、一段胆管，可行相应的肝叶、肝段切除术。

（3）胆囊切除术：针对胆囊内出血者。

5.后续治疗

（1）水、电解质补充及纠正。

（2）广谱抗生素的应用。

（3）护肝治疗。

（4）营养支持。

（5）密切观察疗效。

第八节　胆管囊状扩张症

胆管囊状扩张症，亦称先天性胆总管囊肿，多发于青年女性，男女之比为1∶4。因在幼儿期即可出现症状，所以大多在10岁前可做出诊断。

一、病因与病理

（一）病因

1.胆总管先天发育异常：胚胎发育时，原始胆管远端增殖为索状实体，以后再空泡化贯通；若某段胆管过度增殖，再过度空泡化而形成扩张。

2.胆胰管汇合异常：胆胰管共同通道过长或呈直角开口汇合。胰液易逆流入胆管内，导致胆管压力升高。

3.胆管口炎变狭窄近端胆管扩张所致：感染细菌或病毒感染后，使胆管上皮损害变性，狭窄梗阻，近端胆管壁变薄扩张。

（二）病理

胆管囊性扩张症可发生于肝内、外胆管的任何部位。80%合并结石。部分出现癌变，占5%～17%。近年报道癌变率有升高趋势。

根据胆管扩张的形态和位置可分为下列五种类型

1.囊状型　此型最为常见，约占90%。胆总管中段呈球形或纺锤形扩张。

2.憩室型　由胆总管侧壁长出憩室状物，向外膨出。

3.十二指肠内膨出型　胆总管末端在十二指肠内呈囊状膨出，胰管和胆总管汇入膨出部。

4.肝内外混合型　肝内胆管具多发性大小不一的扩张，同时有肝外胆管囊状扩张。

5.肝内胆管型　又称Caroli病。

二、诊断

1.临床表现　本病的典型临床表现为右上腹部疼痛、黄疸和腹部肿块，故称三联征，但约1/3病例无典型的三联征表现。合并结石感染时有胆管炎症状，如腹痛、畏寒、发热和黄疸等。体检时，较大的囊肿右上腹可触及囊性包块，光滑、固定。

2.实验室检查　提示有梗阻性黄疸的特点，部分患者无黄疸。合并感染者有白细胞计数升高。

3.影像学检查　B超、CT成像可提示肝外囊性肿物及囊肿外形。PTC或ERCP可确定囊肿类型、病变范围、有无合并结石及胰管汇合情况。X线钡餐检查可见十二指肠环扩大、肠腔受压或移位等征象。

四、治疗

手术是本病惟一的治疗手段。手术方式：

1.囊肿外引流术　急诊情况下严重感染、病情危急时，可选择囊肿外引流术。

2.囊肿切除　肝管空肠Roux-Y吻合术，即切除病变囊肿，包括胆囊切除、空肠与肝总管行Roux-Y吻合术。切除囊肿可避免囊肿癌变。Roux-Y术式重建胆汁引流通道可减少逆行感染，是一种较理想术式。过去施行的囊肿与十二指肠吻合和囊肿与空肠Roux-Y吻合方式，现已废弃。

第九节　胆囊息肉样病变

胆囊息肉样病变为胆囊腔内隆起样生长的一类微小（1cm以内）病变的总称。由于B超的应用，其检出率明显升高，但不能确定良、恶性，多数需严密观察以正确决定治疗方法。

一、分类

1.肿瘤性病变　乳头状腺瘤、早期腺癌、平滑肌瘤、血管瘤。

2.非肿瘤性病变　胆固醇息肉、炎性息肉、淋巴性息肉、腺肌病、腺瘤样增生及胃、肠、胆、胰的胆囊异位。

二、临床表现

1.一般无症状，常在体检或其他疾病行B超检查时发现。

2.少数病例有疼痛，在合并胆囊结石、胆囊炎，病变位于胆囊颈部和（或）脱落而引起胆囊管梗阻时发生疼痛，疼痛性质为胀痛、钝痛或绞痛。

三、诊断

由于症状及体征均无特异性，故诊断困难。

（一）B 超检查

1.超声图像可发现胆囊腔内光团回声，光团性质可为强回声、等回声或异常回声。

2.可见光团位置（胆囊体部或颈部）、光团个数，单个或多个。

3.光团与胆囊壁相连，相连处为蒂，同时测量蒂的宽、窄或广度。

4.光团的大小、轮廓、整齐或分叶。

5.是否合并结石。

6.胆囊腔大小、胆囊壁厚度。

（二）胆囊造影

胆囊造影可以发现胆囊腔内有负影，圆形或不规则，同时可了解胆囊有无功能。

（三）CT 扫描

CT扫描一般不如B超检出率高，仅在息肉病变较大时CT扫描增强有利于帮助确定病变性质。

四、治疗

因病变小，术前定性诊断困难，故治疗上存在分歧，治疗方法主要是手术。手术指征：

1.大于1cm的单发病变。

2.多发病变，其中1个大于1.2cm。

3.光团不均或呈分叶状，蒂宽或广基息肉，不论单个或多个，手术指征相对放宽。

4.合并胆囊结石、胆囊炎或伴有症状的胆囊息肉样病变。

第十节　胆囊癌

胆囊癌（gallbladder carcinoma）是原发于胆囊的肿瘤性疾病，占全部肿瘤的0.76%～1.2%。常发生在50岁以上的中老年人，女性多于男性（约为3∶1）。以腺癌为常见（约占80%）。病因尚不清楚，但有资料表明，胆囊结石及胆囊黏膜的慢性炎性刺激可以促使上皮增生而发生癌变倾向，胆囊结石患者的胆囊癌的发生率比无结石者高出7倍。

一、诊断要点

1.症状　胆囊癌的早期常无症状，一旦有症状，做出诊断已达中晚期。

（1）腹痛：上腹及剑下隐痛或钝痛。有时可出现绞痛，可伴恶心、呕吐。

（2）黄疸：癌组织脱落或出血引起胆道阻塞时出现黄疸，出现黄疸前可有胆绞痛，黄疸程度可轻可重，亦可消退。或由于癌组织浸润、淋巴结转移压迫肝内外胆管出现黄疸，并逐渐加重。可有低热，当胆道发生阻塞继发感染时则会有高热。

（3）肿块：在右肋缘下可触到坚硬、无明显压痛的肿块。

（4）有贫血、消瘦及腹水者已是晚期病例。

2.特殊检查

（1）B超：可发现较早的胆囊癌，表现为胆囊腔内轮廓不规则、与壁相连、基底较宽、异常隆起的光团回声，随着病变进展块影增大。或为胆囊壁不规则的、多个大小不等的低回声光团。如有黄疸，B超可以发现肝内胆管扩张，肝、肝门部、胰腺内转移性病变。

（2）CT检查：可发现胆囊内软组织块影，还可显示胆囊癌扩散范围和肝受累情况，对中晚期病例其诊断价值更大。

（3）MRI：除发现胆囊病变外，对有黄疸的病例，通过胆道成像了解胆道梗阻情况。

（4）PTC及ERCP检查：对肝门、胰腺转移，出现黄疸的病例需行此检查，以明确胆管梗阻部位。

二、治疗

手术治疗是唯一的治疗方法。根据术前检查及术中探查发现，结合患者的全身情况，必要时使用冰冻切片病理检查或穿刺细胞学检查、术中B超等综合判断抉择手术方法。

1.胆囊癌　病变仅局限在黏膜、黏膜下及肌层，则行胆囊切除术。

2.胆囊癌　病变侵犯浆肌层，则行扩大胆囊切除术，即同时切除距胆囊床边缘2cm的无瘤肝组织，同时清除所属引流的淋巴结。

3.胆囊癌已侵犯肝脏，肝十二指肠韧带内有淋巴结转移，可行肝Ⅴ、Ⅳb、Ⅵ或右三叶切除及肝外胆管周围淋巴结清除术。

4.胆囊癌侵犯肝、胰头、十二指肠，如无禁忌则可行受累肝、胰、十二指肠切除术，甚至附加右半结肠及右肾切除术。

5.胆囊癌晚期已无法切除，需手术解决的问题为两个方面：

（1）解除或缓解阻塞性黄疸：根据胆管阻塞的部位、阻塞的范围采取相应措施（参考不能切除的高位胆管癌的治疗）。

（2）解除消化道梗阻。

第十一节　胆管癌

胆管癌为胆管的恶性肿瘤，依癌肿所在部位不同分为近端胆管癌和远端胆管癌。

【近端胆管癌】

原发于胆囊管与肝总管汇合部以上胆管的癌肿为近端胆管癌，常侵犯肝管分叉部和一侧和（或）两侧肝管，故又称为高位胆管癌、上端胆管癌、肝门部胆管癌、肝管分叉部或汇合部胆管癌。

一、诊断要点

1.症状　本病早期无典型症状，只有当癌肿生长导致胆管部分或完全梗阻时才出现进行性加深的、无痛性黄疸；随着黄疸加深，出现皮肤瘙痒、呕吐、消瘦、上腹隐痛或胀痛。如合并感染则可出现胆管炎的症状、体征。

2.检查

（1）体检：巩膜及全身皮肤黄染，晚期皮肤呈深褐色，肝脏肿大，腹水及脾大。

（2）实验室检查：血清总胆红素升高，胆红素高出总胆红素的50%以上。碱性磷酸酶升高，癌胚抗原（CEA）水平升高。约50%的患者大便潜血阳性。

（3）B超检查：为首选检查项目，也是最重要的检查方法，可以发现并判定阻塞以上胆管扩张及胆管的肿瘤性病变，其准确率达86%～98%；同时，了解肿瘤大小，肿瘤与肝动脉、门静脉的关系。

（4）CT扫描：同样可以清晰判断阻塞以上胆管扩张及胆管肿瘤性病变，与B超配合可以提高胆管癌的诊断率。

（5）经皮肝穿胆道造影（PTC）及胰胆管造影（ERCP）：经皮肝穿胆道造影可以清楚显示梗阻以上扩张胆管、梗阻部位、范围、程度和原因。特别是在B超或CT引导下对扩张胆管穿刺造影，成功率达98%。PTC为有损伤的检查，需谨慎施行。胰胆管造影（ERCP）为无损伤性检查，主要了解梗阻以下胆管的病变，同时配合活检了解十二指肠乳头部、胆管下端及肝管的病变。如胆囊管未梗阻则可显示胆囊，以了解胆囊的病变情况。

连续施行PTC及ERCP检查，能清楚了解梗阻上、下胆管的病变情况，对进一步诊断胆管癌及抉择手术方法有重要价值。

（6）其他：MRCP可以清楚地显示梗阻部位、梗阻程度、范围，同时了解肿瘤的位置、大小及可能侵犯的位置。选择性肝动脉、肠系膜上动脉造影及经肝门静脉造影可以了解肿瘤是否已侵犯肝动脉、门静脉及其分支，显示肿瘤大小、范围及与周围大血管的关系。

3.根据以上检查（一般来说对胆管癌的诊断术前施行B超、MRCP是不可缺少的检查，必要时可行ERCP或PTC检查），术前对胆管癌做出诊断并初步分型，为手术治疗提供依据。

Ⅰ型：癌肿位于左、右肝管汇合处以下的肝总管，左、右肝管相通。

Ⅱ型：癌肿已向上侵犯左、右肝管分叉处，致使左、右肝管不相通。

Ⅲa型：癌肿位于肝总管及右肝管。

Ⅲb型：癌肿位于肝总管及左肝管。

Ⅳ型：癌肿已侵犯肝总管，左、右肝管，并达更高部位。

二、鉴别诊断

由于本病最早表现为无痛性黄疸、肝大、上腹不适、消化不良或呕吐，故早期易误诊为病毒性肝炎、中毒性肝炎、毛细胆管性肝炎、硬化性胆管炎，以致延误治疗。本病除癌胚抗原可早期升高外，其症状、体征及实验室其他检查很难早期做出鉴别，所以尽早、重复B超检查常能及时、较早地发现胆管癌患者。

此外，应与胆囊癌鉴别。胆囊癌早期无症状，直至发生肝门转移，出现梗阻性黄疸才引起注意，做出诊断。对胆囊癌而言常已至晚期，而近期出现黄疸的胆管癌则病期较早，主要依靠B超检查判定胆囊的病变情况。

从无痛性、进行性加深的阻塞性黄疸这一独特症状体征来说，还需要与肝门部转移癌、肝细胞性肝癌（肝门部的）、肝门淋巴结转移癌或淋巴瘤相鉴别。

近端胆管癌常合并有胆囊结石、肝胆管结石，胆管癌梗阻性黄疸合并感染时可出现胆管炎的症状、体征。在B超检查中结石是容易发现的。故对一个梗阻性黄疸的患者不论是否伴有疼痛，不应该轻易地满足于胆管结石或胆管炎性狭窄的诊断。

三、治疗

原则上以手术治疗为主，术后辅以放疗或化疗。

1.加强术前准备　包括护肝，改善凝血机制，维持水、电解质平衡，营养支持。对老年患者应注意合并心血管系统的潜在病变，术前发现、予以纠正，对耐受一个较大的手术是十分重要的。

2.基本术式选择

Ⅰ型：胆囊、胆总管、肝门部胆管连同肿瘤一并切除，左、右肝管空肠吻合术。

Ⅱ型：胆囊、胆总管、肝门部胆管连同肿瘤及受累的肝叶（肝方叶、尾状叶、右前叶）部分切除术，附加肝胆管空肠吻合术。

Ⅲa型：胆囊、胆总管、肝门部胆管连同肿瘤及右三叶、尾状叶切除，附加左肝管空肠吻合术。

Ⅲb型：胆囊、胆总管、肝门部胆管及肿瘤、左三叶及尾状叶切除，附加右肝管空肠吻合术。

Ⅳ型：肝移植。

3.不能切除的胆管癌的外科处理

（1）经扩张的肝内胆管空肠旁路手术：治疗的目的是减黄。①经肝左外叶下段胆管途径，行左侧扩张的胆管空肠Roux-Y吻合术。②经肝右叶第Ⅴ段胆管途径，行右侧扩张胆管空肠Roux-Y吻合术。此方法最多可以暂时引流1～2个肝段的胆管，实际价值有限。

（2）经胆总管、肿瘤间隙、肿瘤上方扩张的胆管至左或右肝膈面置U型管引流，附加胆总管.空肠Roux-Y吻合术，U型管分别经肝膈面及空肠引出腹腔。作用：①减压、减黄及后期治疗。②根据肿瘤大小、范围、狭窄情况，可以更换不同粗细的引流管，以达有效的减压和减黄。③手术时在肿瘤下缘放置银夹做标志，术后经U型管行腔内放疗。④必要时留置双侧U型管，同时引流左、右肝管。

（3）置管外引流：治疗目的是减重、改善生存质量。①经胆总管-肝门部肿瘤间隙-扩张的肝内胆管置管引流。②经肝表面-扩张的肝左叶或右叶胆管置管引流。

【远端胆管癌】

远端胆管癌为原发于胆总管下端及胆管壶腹部的肿瘤。此外，来自十二指肠黏膜的壶腹癌、壶腹周围癌、胰头癌等，虽来源不一，但引起的症状、体征都有相似之处，其治疗措施也基本上是一致的。

一、诊断

1.症状及体征

（1）逐渐加深的阻塞性黄疸（个别胆总管下端乳头状瘤所引起的黄疸，有时表现为间断发生梗阻性黄疸）及进行性体重下降为主要症状。

（2）继发出血：表现为贫血、消化道出血。

（3）如同时有胰管梗阻可出现血糖过高或过低、脂肪性腹泻。

（4）可出现持续性背部隐痛，如合并结石可出现胆绞痛。

（5）体征主要为全身性皮肤及巩膜黄染、胆囊肿大、肝脏肿大。

2.检查

（1）化验检查主要为总胆红素及胆红素升高，碱性磷酸酶升高。

（2）B超为首选检查，提示肝内、外胆管扩张，胆囊增大。进一步检查常可发现胰管扩张、胰头部及胆总管下端病变。

（3）MRCP显示肝内、外胆管扩张情况、程度、梗阻部位及胰头、壶腹周围病变情况。

（4）CT检查：提示肝内、外胆管扩张，胆囊肿大，胰头及胆总管下端病变及胰管扩张。

（5）PTC及ERCP系统配合检查，同时明确肝内、外胆管扩张，扩张的肝外胆管下端突然中断或狭窄，胆管壁不规则或充盈缺损，胆管变形等。同时了解是否合并结石。经纤维十二指肠镜可同时发现十二指肠乳头部病变，附加活检以做病理组织学定性。

二、治疗

以手术治疗为主，应有充分的术前准备。

1.胰十二指肠切除或扩大的胰、十二指肠切除术　即同时清除肝门部、胆管周围、腹主动脉旁、腹腔动脉、肝动脉、肠系膜上动脉周围淋巴结。

肠系膜上静脉、门静脉部分受累，如技术条件允许可考虑行与肿瘤相连的肠系膜上静脉、门静脉部分切除（节段），附加门静脉、肠系膜上静脉重建或人造血管移植术。

2.不能行胰、十二指肠切除者，尽可能行胆肠旁路手术，以减重、改善生活质量为目的。

（1）肝总管、胆总管空肠Roux-Y吻合术。

（2）胆囊空肠Roux-Y吻合术。此术简单易行，要求胆囊肿大且胆囊管通畅，最好胆囊管在胆管的开口距肿瘤距离较远，术后可获得较好的减黄效果。

3.如患者情况极差，胆肠旁路手术有困难则可行胆总管外引流或PTCD，以暂时减黄、缓解症状。

（杨朋来　韩建峰　高　艳　陈书宽　张笃琛　薛崇飞　苏　伟）

第九章　肝脏疾病

第一节　原发性肝癌

原发性肝癌是指来源于上皮组织的肝脏恶性肿瘤。其发病率较高，在世界范围内居男性最常见恶性肿瘤的第7位，居女性的第9位。在我国列为男性恶性肿瘤的第3位，仅次于胃癌、食管癌，女性中则居第4位。原发性肝癌可发生于任何年龄，但以中壮年为多见。原发性肝癌的发病有一定的地区差异，在世界范围内，以非洲撒哈拉一带和东南亚地区最常见，在我国，东南沿海高于西北和内陆地区。

一、病因与病理

（一）病因

原发性肝癌的病因至今尚不十分明确，可能与下列因素有关：

1.乙型肝炎病毒（HBV）　一般说来，多个不同人群中HBV和肝细胞癌之间的相关性研究已证实肝细胞癌的发病率与HBsAg携带者的流行率成正相关。而HBV感染先于肝细胞癌发生的明确证据，以及各实验室研究的生物学可信性，都表明HBV和肝细胞癌之间呈因果关系。

2.黄曲霉素　黄曲霉毒素是由黄曲霉菌产生的真菌霉毒素，主要有四类：黄曲霉毒素B_1和B_2，G_1和G_2。动物实验中证明，黄曲霉毒素有很强的致癌作用。尤以黄曲霉毒素B_1的作用最显著，但对人的致癌作用证据尚不足。不过，流行病学研究表明，饮食中黄曲霉毒素水平升高，肝癌的发生率也随之增加。

3.肝硬化　肝硬化与肝细胞癌的关系密切。资料表明，肝癌患者中肝硬化的发生率为84.4%，而且肝硬化绝大多数属于结节性坏死后肝硬化。

4.其他　遗传因素是值得进一步探讨的病因之一。另外，较多致癌性强的化学物质，如亚硝胺类化合物可以诱发原发性肝细胞癌。其他，如酗酒、口服避孕药及饮食中微量元素的缺乏等都可能与肝细胞癌的发生有关。

（三）病理

原发性肝癌大体形态可分为三型，结节型、巨块型和弥漫型，其中以结节型多见。

1.结节型　肿瘤大小不一，分布可遍及全肝，多伴有较严重的肝硬化。本型手术切除率低，预后较差。

2.巨块型　呈单发的大块状，直径可达10cm以上，也可由许多密集的结节融合而成，局限于一个区域，肿块呈圆形，一般比较大，有时可占据整个肝叶。此型肝癌肝硬化多较轻。

3.弥漫型　较少见，有许多癌结节散布全肝，呈灰白色，肉眼不易与肝硬化结节相鉴别。此型发展迅速，预后差。

从病理组织来看，原发性肝癌可分为三类：肝细胞型、胆管细胞型和两者同时出现的混合型。肝细胞癌占绝大多数，为85%以上，癌细胞呈圆形或多角形，核大而核仁明显，胞质丰富呈颗粒状，癌细胞排列成梭状或巢状。胆管细胞癌较少见，细胞多呈立方形或柱形，排列成大小不一的腺腔。混合型最少见，癌细胞形态部分似肝细胞，部分似胆管细胞，有时混杂，界限不清。

原发性肝癌极易侵犯门静脉和肝静脉引起血行转移，肝外血行转移至肝门淋巴结最多，其次为胰周、腹膜后、主动脉旁及锁骨上淋巴结。此外，向横膈及附近脏器直接蔓延和种植性转移也不少见。

三、诊断

（一）临床表现

原发性肝癌起病隐匿，早期症状和体征不明显，当出现自觉症状时则多已至晚期。肝癌常见的临床表现是肝区疼痛、肝大或包块、食欲减退、消瘦、乏力和消化道症状。

1.肝区疼痛　肝区疼痛是最常见的症状和最经常开始的主诉。疼痛多为持续性隐痛、钝痛、胀痛，有时可放射至背痛或右肩痛。疼痛是由于癌肿迅速生长使包膜紧张所致。如突发剧烈腹痛并伴有腹膜刺激症和休克，多有肝癌破裂的可能。

2.腹胀　多因癌肿迅速增大致肝大或因消化不良使胃肠胀气及腹水形成。当门静脉或肝静脉癌栓时，可出现顽固性腹水或腹胀。

3.食欲减退、恶心、呕吐、腹泻等消化道症状　这些消化道症状为非特异性表现，多与肝功能受损有关。

4.乏力、消瘦　系肝癌致肌体的消耗性表现。早期多不明显，随着病情发展，乏力、消瘦呈进行性加重，出现恶病质。

5.发热　肝癌患者发热多为低热，热型多不规则。发热原因可能是并发感染或癌组织坏死性物质吸收。若为感染发热，抗生素治疗多有效；癌性发热者，则多难控制。

6.呕血、黑便　主要由于肝癌伴有肝硬化门静脉高压食管静脉曲张破裂或急性胃黏膜病变所致。

临床上肝癌患者常见的体征以肝大、黄疸及肝硬化门静脉高压征象为多见。

1.肝大　肝大是原发性肝癌的主要体征，肝脏多呈进行性肿大，质硬有压痛，表面光滑或有结节感，边缘钝而不整齐。如肿块位于肝的下部，突出在右肋下或剑突下时，则比较容易扪及，如肿块位于膈顶部可使右膈肌上抬，叩诊浊音界抬高，有时膈肌固定或运动受限，甚至出现胸腔积液。

2.黄疸　黄疸多见于弥漫型或胆管细胞癌。多数为阻塞性黄疸，少数为肝细胞性黄疸。前者常因癌肿结节压迫胆道或因肝门部淋巴结肿大压迫胆管所致；后者可由于癌组织肝内广泛浸润或合并的肝硬化、慢性活动性肝炎引起。

3.肝硬化征象　肝癌患者伴有严重肝硬化者或癌肿侵犯门静脉时可出现腹水、脾大及侧支循环开放表现。此外，还有如鼻出血、牙龈出血、蜘蛛痣、肝掌以及男性乳房发育、下肢水肿等征象。

（二）实验室检查

1.肝功能检查　对肝癌的诊断帮助不大，但有助于了解肝功能损害的程度，如肝功能不正常时，对肝癌来说多属晚期或合并严重肝硬化，实施手术治疗的机会不大。

2.血清酶学检查　各种血清酶对原发性肝癌的诊断都缺乏专一性或特异性。早期患者阳性率极低，且有较多假阳性。据国内资料，肝癌患者中血清转氨酶升高者占36%～40%，碱性磷酸酶升高者占65.6%；r-谷氨酰转移酶升高者占93.5%，血清碱性磷酸酶与乳酸脱氨酶的某些同工酶的测定阳性率为84.3%。这些酶对肝癌的辅助诊断有一定的帮助，但早期诊断价值不大，如能结合其他检查，如AFP则可提高肝癌的确诊率。

（三）特殊检查

1.免疫学检查　主要用于肝癌肿瘤标志物甲胎蛋白（AFP）的检测。AFP是在胚胎时肝实质细胞和卵黄囊中合成的，存在于胎儿血清中，而正常成人血清中一般不存在这种蛋白，即使有也是极其微量。但当发生肝细胞癌时，血清中又出现了这种蛋白。肝细胞癌具有合成AFP的能力，对诊断原发性肝癌提供了有力依据。

目前，常用的AFP检测方法是抗原抗体结合的免疫反应方法。临床上常用的琼脂扩散和对流免疫电泳法灵敏度较低，但特异性高，肝癌的阳性率＞80%，而放射免疫法则较灵敏，可有90%的肝癌患者显示不同程度AFP升高。

单项AFP诊断肝癌的标准是：放射免疫法测定AFP＞400ug/L，持续4周，并能排除妊娠、活动性肝病、生殖腺胚胎源性肿瘤及转移性肝癌者，即可诊断肝细胞癌。

2.超声检查　B型灰阶超声简称B超，自用于原发性肝癌的诊断以来，使肝癌的诊断，早期发现及术后5年存活率均得到了提高。目前，B超已成为肝癌检查中不可缺少的手段，特别是对AFP阴性患者或小肝癌的诊断。

肝癌的超声图像依肿瘤形态可分为结节型、巨块型和弥漫型三种：

（1）结节型：肿瘤与非肿瘤间界限清晰，轮廓可识别，该型肿瘤可为单发或多发。

（2）巨块型：肿瘤通常较大，直径5cm以上。巨大癌块周围常伴有多个小的卫星结节。肝癌轮廓尚可识别，略呈球形，中心易坏死、出血、液化。

（3）弥漫型：瘤体形态不清晰，边缘模糊，肿瘤与非肿瘤的界限不清楚，肿瘤轮廓不易识别。

肝癌的超声回声有：

（1）低回声型：肿块回声比肝实质回声为低，常见于小肝癌及转移性肝癌。

（2）强回声型：癌肿内部回声明显增强，形成类圆形强回声团块，边缘欠清，多见于脂肪变性及部分钙化的肝细胞型肝癌和部分转移性肝癌。

（3）等回声型：癌肿回声与周围肝组织相似，仅在边缘区见低回声环，常见于结节型肝癌。

（4）混合型：瘤体内强、弱回声混合镶嵌，分布不均，可能因在同一肿瘤中出现各种组织学改变所致。此型常见于大肝癌和大的转移性肝癌。

3.肝血管造影　肝血管造影能清晰显示肝动脉、门静脉和肝静脉的解剖图，随着超选择插管技术的改进，肝血管造影可为诊断肝癌提供最明确的信息。

由于肝肿瘤血供主要来自动脉，因而常应用Seldinger方法经股动脉插管，做超选择性肝动脉造影。正常肝实质与肿瘤的血供不同，为肝癌的诊断提供了简单有效的方法。肝动脉造影初期，正常肝实质与肿瘤均显影，随后正常肝实质中的造影剂立即被大量不显影的门静脉血流稀释或冲走。但肿瘤由于缺乏门静脉血流冲洗而成为多血管的团块，典型肝细胞癌具备以下血管造影表现：肝动脉扭曲变形，血管增多，新生血管，肿瘤染色和血管湖。若肿瘤向门静脉蔓延和动脉门静脉瘘，用血管造影诊断更容易。某些肝癌是少血管的，尤其是小于3cm者，用灌注技术是最佳方法。肝动脉造影可以确定病变部位、大小、数目和分布范围，从而可估计手术的可能性和选择最适合的手术方法，特别是对小肝癌的定位诊断是目前最优的方法。

4.CT检查　CT肝脏扫描时，肝肿瘤几乎总是表现为低密度块影，有时也表现为等密度块影，极个别可呈高密度块影。衰减密度值与周围肝脏相似的肿瘤，无论肿瘤大小如何均难以为CT平扫所发现，因此，一般需增强扫描。在肝癌的动态CT扫描图像中肿块出现瞬间增强表现的约占3/4，增强的形式可为弥漫性、不规则镶嵌性及点状。在动态CT扫描中，瘤体在动脉为主相中出现弥漫性增强，其后在门静脉主相时其密度变厚。而纤维包膜则在门静脉主相时出现环状增强，其后增强持续的时间可长达数分钟。原发性肝癌还可见瘤内有分隔及局部肝胆管扩张等征象。动态扫描早期可见血管中断、破坏等异常现象。

5.磁共振成像（MRI）　MRI可准确了解腹部及肝脏的正常与病理解剖情况。正常肝组织一般呈中等信号强度。肝血管血流流速快，在未注射造影剂时呈低信号强度，而一般来说，肝癌的组织弛豫时间T_1与T_2均延长，肝癌组织于T_1加权像上表现为低信号，T_2加权像上为高信号，质子加权像则与正常肝组织差别不大。由于正常肝组织与肝细胞癌的组织弛豫时间T_1与T_2的差别较显著，因而MRI对肝细胞癌的诊断亦十分容易。

6.肝脏放射性核素显像　肝脏的单核吞噬细胞系统细胞主要是肝血窦中的库普弗细胞，有吞噬异物的功能，将半衰期较短的放射性核素，如^{99m}Tc、^{113m}In或^{196m}In等胶体微粒静脉注射进入血循环后，其中绝大部分被库普弗细胞吞噬，于是正常肝组织聚积放射活性而显影。若有肝癌发生引起肝组织破坏，则库普弗细胞随之消失，出现放射性缺损或稀疏区，即冷区。肝脏放射性核素显像的另一种动态观察方法是利用肝实质细胞摄取和排泄代谢物质的功能，将放射性核素标记这些物质作为显像剂，如^{99m}Tc-HIDA、^{113m}In-玫瑰红等，可连续观察图像，当肝癌引起肝组织破坏时，则出现放射性缺损或稀疏的冷区。肝脏放射性核素显像对肝癌诊断的阳性符合率较高，但对于直径小于3 cm肿瘤则不易检出。

7.X线检查　腹部透视或拍片可见肝阴影扩大。肝右叶的癌肿常可见右侧膈肌升高，活动受限或呈局限性凸起。位于肿左叶或巨大的肝癌，X线钡餐检查可见胃和横结肠被推压现象。

8.肝穿刺活组织检查　有确定诊断意义。对中晚期肝癌，可在B超引导下进行穿刺，但对小肝癌帮助不大；同时，肝穿刺活组织检查有招致出血、肿瘤破裂和胆道转移等危险，故现临床上已很少使用。

（四）诊断标准

1.病理诊断

（1）肝组织学检查证实为原发性肝癌者。

（2）肝外组织的组织学检查证实为肝细胞癌者。

2.临床诊断

（1）如无其他肝癌证据，AFP对流法阳性或放射免疫法≥400 μg/L，持续4周以上，并能排除妊娠活动性肝病、生殖腺胚胎源性肿瘤及转移性肝癌者。

（2）影像学检查有明确肝内实质性占位病变，能排除肝血管瘤和转移性肝癌，并具下列条件之一者：①AFP≥200 μg/L。②典型的原发性肝癌影像学表现。③无黄疸而AFP或ALT明显增高。④远处有明确的转移性病灶或有血性腹水，或腹水中找到癌细胞。⑤明确的乙型肝炎标志阳性的肝硬化。

（五）鉴别诊断

原发性肝癌在诊断过程中，应与下列疾病相鉴别：

1.继发性肝癌　继发性肝癌病情发展较缓慢，AFP检测一般为阴性，多无肝炎病史或肝硬化表现，除肝脏病变症状外，多有原发病灶的相应症状。主要鉴别方法为检查肝脏以外器官有无原发癌肿病灶。

2.肝硬化　肝硬化病史较长，多有肝炎史，经休息后症状可缓解，早期肝稍大，后期可缩小变硬，有肝硬化的体征，如脾大、食管-胃底静脉曲张、蜘蛛痣、肝掌等，AFP阴性或低浓度阳性。B超、CT、肝动脉造影及动态AFP均有助于鉴别。

3.肝脓肿　急性肝脓肿一般较易鉴别，慢性肝脓肿有时较难，但肝脓肿多有阿米巴或细菌感染史以及相应的临床表现。B超检查为液性暗区，肝穿刺吸脓能确诊。

4.肝棘球蚴病　多见于牧区，有牛、羊、犬等接触史，病史长，患者全身情况好，常不伴肝硬化，Casoni试验和补体结合试验常为阳性，AFP为阴性。但肝泡状棘球蚴病有时不易鉴别，需病理检查确诊。

5.肝脏良性肿瘤　通常发病缓慢，病史长，不伴肝硬化，全身情况好，AFP阴性。常见为肝血管瘤、肝腺瘤。B超、CT、肝动脉造影有助于鉴别。

6.邻近肝区的肝外肿瘤　腹膜后软组织肿瘤，如右肾、右肾上腺、胰腺的肿瘤以及胃、胆囊等器官的肿瘤可在上腹部出现肿块，并推压肝脏，有时难以鉴别。常需借助AFP检测，B超、CT、选择性动脉造影等特殊检查。必要时行剖腹探查，方能明确诊断。

四、治疗

早期诊断、早期治疗、根据不同病情进行综合治疗，是提高疗效的关键。肝癌的综合治疗，包括手术治疗、放射治疗、化学药物治疗、免疫疗法及中医中药治疗等，而手术治疗是肝癌的最有效治疗方法。

（一）手术治疗

肝癌的各种治疗方法中，以手术切除的效果最好，故凡有手术指征和具备条件的患者，应不失时机地争取手术切除，暂不符合手术条件者，应创造条件行Ⅱ期手术。

1.手术适应证　根据定位和定性诊断结果，肝癌诊断明确，肿瘤位置明确，有可能切除者；无黄疸、腹水、心肺及肾功能无严重损伤，估计能耐受手术，肝功能代偿良好，血清总蛋白在60 g/L左右，A/G比例为3～2：1，凝血酶原时间正常，SALT应在正常范围，若略有升高，仍可考虑手术。如升高超过正常1倍，则不宜手术。AFP≥500 μg/L持续1个月或AFP≥200 μg/L持续2个月不伴活动性肝病，同时排除妊娠及生殖腺畸胎瘤，也应争取手术探查。

2.禁忌证　有下列情况之一者不宜剖腹探查手术治疗.

（1）肝癌已有远处转移，如肺、骨、脑等处的转移。

（2）病变为弥漫型或第一，二肝门已受侵犯。

（3）患者有明显的黄疸、腹水、水肿或恶病质。

（4）合并有严重的肝硬化或肝功能有严重的损害。

（5）合并有明显的门静脉高压，如食管—胃底静脉曲张等。

（6）有严重的出血倾向，凝血酶原时间低于50%。

3.手术方法　由于肿瘤的性质和所处的位置不同，手术方式和范围也不同。手术方式的选择取决于患者的情况，肿瘤大小、部位，肝硬化的程度及有无肝功能的代偿情况等。肝切除范围和手术切除的种类，临床上常用的有：

（1）局部切除或楔形切除。

（2）肝段或联合肝段切除。

（3）肝叶切除。

（4）半肝切除。

（5）右三叶或左三叶切除。

手术切除应力求最小的手术范围和最小的手术危险性而获得较好的远期效果。切除时距肿瘤边缘2～3cm即可，有时甚至可能仅贴着肿瘤边缘切除。对无肝硬化的肝脏切除其体积约70%～80%时，余肝仍能增生代偿，但对有肝硬化时，切除范围不应超过全肝的50%。

4.对术中不能行手术切除的肝癌，可视具体情况，采用肝动脉结扎或经肝动脉栓塞，射频、液氮冷冻，激光气化，微波治疗等。特别是肝动脉结扎和经肝动脉栓塞术，可使肿瘤缩小，部分患者可获得二期手术切除，提高手术疗效。

5.除手术切除肝癌外，肝移植亦可用于治疗肝癌，但远期疗效不甚理想。

（二）化疗药物治疗

1.全身化疗　多通过周围静脉给药，常用药物有5-FU、丝裂霉素、多柔比星、顺铂等，但全身化疗效果较差。

2.肝动脉插管化疗　手术中可经胃网膜右动脉或胃右动脉插管化疗，肝动脉插管化疗可与肝动脉结扎配合使用，以提高疗效。此外，用微型动脉化疗泵行肝动脉插管后埋植于皮下间歇性注射化疗药物可取得较好的效果。

3.门静脉化疗　由于门静脉血供在肝癌生长中的重要作用和肝癌细胞对门静脉系统的易侵入性，经门静脉系统注入化疗药物可选择性进入并作用于肿瘤生长最活跃的细胞，特别在肝癌伴有门静脉癌栓的情况下，门静脉化疗更有其特殊重要的价值。术中常可经胃网膜右静脉插管将微泵植入皮下，间歇给药。亦可与肝动脉结扎、肝动脉插管化疗联合施行。

4.经肝动脉栓塞和化疗　常采用Seldlnger技术。将导管经股动脉超选择性地置入肝左、右动脉内进行栓塞，同时进行化疗。经栓塞化疗后肿瘤坏死、液化、缩小，其中一部分原不可切除的大肝癌可变为可切除的肝癌。

（三）无水乙醇瘤内注射

对于肿瘤直径小于2cm结节，总数不超过3个的小肝癌而又无法手术切除者，可在B超引导下经皮穿刺将无水乙醇注射入瘤体，可使肿瘤脱水、凝固、坏死。此方法安全有效，一般需要重复注射数次。

（四）免疫治疗

目前，治疗原发性肝癌的免疫方法主要是非特异性免疫治疗，其原则是用单克隆抗体等免疫手段，提高机体免疫功能，调节机体免疫状态。常用的有卡介苗、短小棒状杆菌等微生物制剂，或转移因子、干扰素、肿瘤坏死因子以及白细胞介素（IL-2）等生物制剂。

（五）中医中药治疗

多根据不同病情采取辨证施治，从整体观念出发，采用扶正培本为主，着重调动机体的抗病能力。对不能切除的肝癌可采用中药和化疗结合，使肿瘤在一定程度上受到抑制，发展缓慢。

（六）复发性肝癌的治疗

肝癌切除术后，复发率各家报道不一。国内研究报道，肝癌根治性切除术后5年复发率为54%～61.5%，小肝癌为43.5%。根据复发病例分析，2年内累积复发数占总复发数的62.4%～77.8%，3年内是74.1%～86.1%。故术后2年内为复发的高峰期，应密切随访，监测复发情况，以利早期亚临床发现，予以再手术有可能获得再根治机会。文献报道，肝癌切除术后2～3年内复发多为原发灶播散，而手术几个月后“复发”，则多为首次手术未彻底，术后残癌继续生长所致。

对于亚临床期，肝内复发的治疗中比较成熟的治疗为再切除，经导管动脉内化疗栓塞（TACE）和经皮乙醇注射（PEI）。对于肝功能代偿的患者，单个肝内小复发灶适合再切除。再切除的术式均为局部切除，再切除的次数可多达3～4次。PEI适合于不宜做再切除3cm以下和3个结节以下的复发灶。由于肝功能差不能再切除的较大复发灶，或复发为多个病灶，可用TACE。有报道认为，TACE与PEI合并治疗优于单纯TACE。肝外转移则以全身治疗或局部放射治疗。上述各种方法多以综合应用效果为好。

第二节　继发性肝癌

继发性肝癌又称转移性肝癌，系由全身各脏器的癌肿转移至肝脏形成。继发性肝癌在西方国家多见，其发病率远高于原发性肝癌；我国两者较为接近。

一、发病机制

肝脏是极为适宜于肿瘤细胞生长的器官，其中以胃肠道肿瘤最易发生肝转移，这与肝脏接受门静脉系统的血流灌注有关，常见为结肠直肠癌、胃癌、胆囊癌、胰腺癌等。因肝脏接受门静脉和肝动脉双重血供，凡经血行播散的脏器恶性肿瘤均可循肝动脉进入肝脏，原发灶多为乳腺、肺、肾、甲状腺、鼻咽部的肿瘤；另外，尚有一些内脏器官恶性肿瘤经淋巴转移或直接蔓延侵犯肝脏。

二、病理

继发性肝癌转移至肝脏的数目、大小和部位极不一致，少时只有1～2个微小结节；多时全肝布满无数结节。小的转移瘤肉眼不可见，大的直径可达20cm以上。继发性肝癌组织可位于肝中央，亦可位于肝表面，结节中央可坏死、出血，数个结节可融合成一个大肿块。继发性肝癌很少伴有肝硬化，此与原发性肝癌截然不同。继发性肝癌的病理组织学变化与原发性病变相同，常能显示其来源。

1.临床表现　多表现为肝外原发性癌肿所引起的症状，随肝转移灶增大可见与原发性肝癌类似的症状体征，如肝区痛、消瘦、乏力、晚期可出现黄疸、腹水、恶病质等。由于继发性肝癌多不合并肝硬化，故与原发性肝癌相比，其临床表现程度稍轻，发展较慢，并发症较少。但也有部分患者以肝转移灶症状为重，出现亦早。

2.实验室检查　约90%以上继发性肝癌患者AFP＜25μg/L，但少数来自胃、食管、胰腺及卵巢等的肝转移可测得低或高浓度AFP，继发性肝癌常无酶学异常，已有临床表现者多伴有ALP、ALT升高。

3.特殊检查　超声、CT等影像学多可测到实质性占位病变且多为散在或多发。超声显像多呈强回声，CT成像表现为混合不匀等密度或低密度，选择性血管造影多显示为少血管性肿瘤。

4.鉴别诊断　主要与原发性肝癌鉴别。原发性肝癌病情发展较快，60%～80%有肝硬化背景，HBsAg多为阳性，AFP多大于25g/L，有食欲缺乏等临床表现，可出现门静脉癌栓所引起的上消化道出血及顽固性腹水；彩色多普勒超声血流图像显示为多血管动脉性肿瘤。CT和MRI亦有助于鉴别。

三、治疗

1.手术治疗　凡原发性癌灶可切除或已切除者，对继发性肝癌可考虑同期手术切除。其指征是：

（1）转移灶限于单一肝叶。

（2）原发灶已得到控制，无他处转移。

（3）无肝硬化。

（4）肿瘤位置、年龄与健康状况情况适合于手术。亦可分期手术，第一次只切除原发癌肿，术后经一段时间化疗或放疗后癌肿有些缩小，患者一般情况好转，再行二期手术切除。

2.对不能手术的肝转移癌，尚可采用

（1）经皮选择性肝动脉栓塞术。

（2）植入性灌注泵动脉化疗。

（3）中西医结合治疗。

第三节　肝损伤

在腹部创伤中，肝损伤较为常见。肝脏是腹腔最大的实质性器官，质地脆而缺乏弹性，周围韧带的固定限制了它的退让余地，尽管位于右侧膈下和季肋深面，受到胸廊和胸廓保护，仍可在肋骨无损伤的情况下发生肝创伤。如人自高处坠落，暴力虽未直接伤及肝脏，但仍可因惯性的反冲及应力作用，使肝脏发生严重的撕裂伤。在肝脏因病变而肿大或变性时，受外力作用更易受损伤。

肝损伤后常伴有严重的出血性休克，因胆汁漏入腹腔引起胆汁性腹膜炎和继发感染，如处理不及时或不当，后果严重。

一、肝外伤分类

1.根据致伤的原因不同可将肝损伤分为两大类

（1）开放性损伤：因锐性外力，如利刃、枪弹或弹片贯穿胸腹壁而损伤肝脏。

（2）闭合性损伤：多因钝性外力，如打击、挤压、车祸、爆震或高处跌伤等原因使肝脏受到间接冲力作用而损伤。

2.根据肝脏损伤的情况判断、治疗方法、预后及疗效的评定进行分类目前尚无统一公认的标准。按临床所见，我们将肝外伤分为下列五度：

I度为肝包膜撕裂和实质破裂深度不足1cm。

Ⅱ度为肝实质破裂深度在1～3cm，包膜下血肿不超过10cm或肝周围型穿通伤。

Ⅲ度为肝实质破裂深度3cm以上，包膜下血肿达10cm或更大，或为中央型穿通性伤。

Ⅳ度为肝叶损坏，或较大的中央型血肿。

V度为肝后腔静脉破裂，广泛的肝双叶损伤。

3.根据临床需要，将下列情况定为严重肝损伤

（1）肝破裂有重大肝实质破坏长10cm，深3cm以上。

（2）多发性中等度破裂，有或无血肿。

（3）星状破裂。

（4）肝静脉和肝后腔静脉损伤。

二、病理

肝外伤的主要病理改变是肝组织破裂出血、胆汁外溢和肝组织坏死。大量出血导致循环量减少，出现不同程度的休克。呼吸运动可以加重创伤组织撕裂出血。胆汁外渗引起腹膜刺激症状和继发性胆汁性腹膜炎。大量血液和胆汁积聚于第三间隙，引起脉速、电解质紊乱，可能有代谢性酸中毒。肾功能衰竭和休克肺等。肝中央型破裂系中央的实质破裂，肝表层组织损伤不明显，因此可以形成巨大的肝内血肿，造成较广泛的肝组织坏死和创伤性胆道出血。肝包膜下血肿大小不等，有时可容纳2000～3000mL血液。

一般而言，肝右叶遭受创伤的机会较左叶高出5～6倍。因右肝膈面向前上方呈穹隆状，且右肝的表面积和体积均较左肝叶大，下胸及上腹部受挤压伤时，右肝呈向上的折力，下胸部肋骨骨折或前腹壁创伤时，肝右叶首当其冲。在所有的肝损伤中，右膈顶部伤占38%～42%。

三、诊断

（一）临床表现

肝损伤之临床表现取决于肝损伤的病理类型及范围。损伤程度及病理类型不同，肝外伤的临床表现也不尽一致，主要病症是腹腔出血和腹膜刺激症状。

肝表浅裂伤出血和胆汁外渗不多，甚至无胆汁明显外渗，在短期内多能自行停止，临床上一般仅有上腹部疼痛，可随时间症状减轻或消失。中心型肝挫裂伤或贯通伤，多有广泛的肝组织碎裂和肝内较大的胆管及血管断裂，腹腔内较多的血液和胆汁，患者可有不同程度的休克、腹部剧痛、腹肌紧张、腹部压痛，同时常伴有恶心、呕吐、脉速、面色苍白等，这些症状如不处理可随出血量的增多、胆汁外溢增加而加重。

严重肝脏裂伤或合并有大血管损伤时，由于大出血，患者往往在短期内即出现严重休克及意识不清、腹壁逐渐膨隆、脉细速、呼吸困难等，如处理不及时常因失血过多而死亡。肝包膜下血肿和中心型破裂因血液和胆汁局限在肝包膜或肝实质内，无腹肌紧张时，可触及右上腹局限性压痛包块，肝大明显，叩诊肝浊音界扩大，患者呈进行性贫血，如内出血等症状。如血肿继发性感染则出现肝脓肿的临床表现。肝外伤的同时可伴有右下胸皮肤擦伤和皮下瘀血，也可因肋骨骨折产生皮下气肿、疼痛，以及肠鸣音减弱或消失等腹膜刺激综合征。如腹腔内有大量出血和胆汁，可有明显的移动性浊音。血液、胆汁刺激膈肌可引起呃逆和右肩牵涉痛。腹腔内大量积血时，直肠指检示直肠膀胱陷窝饱满和触痛。在注意肝外伤同时，要注意检查其他合并伤，否则因漏诊而延误治疗，会导致严重后果。

（二）辅助检查

1.腹腔穿刺　腹腔穿刺是目前临床上最常采用的一种安全、有效和操作简易的诊断方法，诊断阳性率可达90%左右。为闭合性损伤包膜下出血或腹腔内出血量少时，腹腔穿刺诊断可能有困难。

2.腹腔穿刺灌洗术　Elering和Fischer积极主张采用腹腔穿刺灌洗术，尤其是对少量腹腔内出血者在诊断上很有帮助。其方法是用18号粗针在腹直肌外侧，腹部四个象限内穿刺。如能抽出不凝固血液，即为阳性。如抽不出血液，则用细导管经穿刺针插入腹腔内，进行抽吸。如仍抽吸不出，则用无菌等渗盐水经导管注入腹腔内（每次用量20 mL/kg体重计算），适当摇动患者腹部，使溶液均匀散布腹腔，2～3分钟后，再将液体吸出，进行检查。若液体完全澄清为阴性。幼红细胞＞0.1×10^{12}/L，胆红素＞2.73 μmol/L，白细胞＞0.5×10^{9}/L者为阳性，说明有腹腔内出血可能。诚然，灌洗法阳性，少量的腹腔内出血，仅为一种诊断方法，并不是手术适应证，是否有手术适应证还需结合外伤、临床表现和其他检查的综合分析而定。

3.B型超声检查　对于肝包膜下血肿、中央型肝挫伤和腹腔内积血积液的诊断有较确定的价值。

4.实验室检查　定时检查红细胞计数、血红蛋白和血细胞比容等。在肝损伤早期，红细胞计数、血红蛋白和血细胞比容可能接近正常，但随着病情的发展，腹腔内出血量增多会逐渐下降。白细胞早期即可升高，损伤后10小时内可升高150%～300%。血清ALT、AST值在损伤后几小时即可升高，因ALT选择性地在肝内浓缩，损伤后大量释放出来，所以ALT较AST更具有特殊诊断意义。

5.X线检查　对肝损伤的诊断不如腹腔穿刺迅速、简单、直接、可靠，但有些疑难病例，如发现右下胸肋骨骨折、右侧膈肌抬高、肝脏阴影增大变形、升结肠阴影向内侧移位，均提示肝损伤内出血的可能。

还有一些特殊的检查方法，如选择性肝动脉造影、放射性核素肝扫描、CT、MRI等对危重伤员不能采用，但对休克不明显、全身状况较好或损伤后有并发症者有一定帮助，如肝内血肿、膈下感染、肝组织缺血坏死、胆道出血、肝脓肿等，常需要借助这些方法做进一步的检查及病灶定位。

对某些病情复杂的患者，高度怀疑有肝破裂时，应采取积极态度，及时施行剖腹探查。

肝外伤伴合并伤者，可增加诊断上的困难。死亡率亦高，Madding报道肝钝性伤伴有合并伤者占65%，而穿通性伤者仅有5%。因钝性暴力较大，损伤广泛，虽然其他器官损伤的表现可掩盖肝外伤，但事实上常因其他器官损伤行剖腹探查手术时可发现肝外伤。反之有肝外伤者亦不能忽略其他器官的合并伤。

四、治疗

（一）复苏

肝外伤休克的发生率为15%～16%，因此，严重肝外伤治疗的首要步骤是积极复苏。

1.补液　是治疗严重肝外伤的重要措施之一，给林格乳酸盐溶液，经中心静脉或大的肢体静脉输入，因肝外伤可合并下腔静脉损伤，故输液通道以选择上肢静脉为好。由于低温不利于凝血，手术室准备温箱，使液体经升温至40℃然后输入，待血型确定后再输入全血。

2.输血　无疑是治疗肝外伤出血休克的重要措施。由于紧急补血量大，一般常用库血，可以引起输血有关凝血病，大量输血是凝血机制缺陷的主要原因，成分输血或间断给予新鲜冰血浆，监测凝血酶原时间和凝血激酶时间，使之维持在正常范围。

3.急诊剖胸阻断降主动脉术　早在十多年前已被大力推广应用，开始用于胸部穿通伤的临危病例，逐渐扩大应用于出血性腹部外伤，严重肝外伤大量失血。此种术式对于抢救因大血管出血处于垂危状态的患者是合理的：

（1）使有限的血容量再分配至上半身，改善心脏和脑的灌注。

（2）减少进行性失血。

（3）提供无血的手术野，易于显露腹部出血的血管。

4.急诊剖胸阻断降主动脉的操作方法与注意事项

（1）Elerding认为，急诊室初步复苏失败，应经左侧第5肋间剖胸，于膈上暂时阻断降主动脉，直至补足血容量。必要时可分两组进行手术，一组由有经验的外科医师负责腹部显露，另一组剖胸阻断主动脉。止血后放松主动脉钳是一项危险的操作，放钳前应恢复充足的血容量，以免促发心脏停跳。但是主动脉阻断补给过多液体，将使左心室或右心室过度扩张，影响协调收缩，同时要认识到防治低温、酸中毒和凝血病与血管修补止血同样重要。

（2）外伤性血腹病例，如未行剖胸，收缩压在10.67 kPa以下，可于横膈主动脉裂孔处，先触摸并压迫腹主动脉，直至血容量得到改善。

（二）手术治疗

严重的肝外伤必须施行手术治疗，抢救肝外伤的基本原则是：加强复苏；立即手术止血；清除失去活力的组织；积液、积血和胆汁的通畅引流；术后的支持处理。其核心是手术。

Pachter把手术归纳为七个处理步骤：①暂时压迫外伤处以迅速止血，直至酸中毒和低血容量得到纠正。②阻断肝门三联。③指捏法显露肝损伤深部。④直视下结扎和修补损伤的血管和胆管。⑤清除失活的肝组织。⑥必要时用有活力的带蒂大网膜填塞肝损伤无效腔。⑦广泛而通畅引流。

1.切口选择　手术切口最好能避开开放伤口，另做切口进入腹腔，以保证伤口一期愈合。一般多采用右上腹旁正中或上腹部正中切口，为便于处理右肝损伤，可做经右侧第七或第八肋间的胸腹联合切口。上腹正中切口的优点是可以直接向盆腔延长，亦可向上延长，必要时沿胸骨中线劈开胸骨，以更好地显露膈上及肝后腔静脉等。

2.手术处理

（1）探查：开腹后首先吸尽腹腔内积血和胆汁，搜索出血来源，必要时剪开镰状韧带、三角韧带，甚至冠状韧带。在未判明肝伤口前，切忌牵拉或翻动肝脏，否则可使填压在下腔静脉或肝静脉撕裂伤口上的凝血块脱落或因翻动暴力撕大裂口，导致难以控制的大出血。手术时若肝创面已无出血，仍应探查裂口，因在这些裂口中可能有肝组织碎块、血凝块、深部有活动性出血或胆管的损伤，若不处理可能发生一些严重的术后并发症。另外，裂口周围有些肝组织是否已无血供，也需将裂口敞开才能查清。发现有活动性出血，可以在吸引器帮助下寻找出血血管，钳夹或缝合止血。如视野不清，可用纱布垫压迫暂时止血或暂时迅速阻断肝门，使手术视野清晰以利探查。如阻断肝门后出血仍不能停止，要考虑有肝静脉或腔静脉的损伤，且患者濒危于休克状态，应急速地阻断上腹腹主动脉（腹腔动脉平面以上）。如见有大量静脉出血应阻断下腔静脉，准备进行全肝血流阻断后血管修补或肝切除术。

（2）伤缘整齐的浅刺伤、切伤或浅裂伤：已不出血者仅放置引流即可。如有活动性出血，用单纯间断缝合或间断褥式缝合将伤口愈合止血，一般较浅的肝损伤，均能达到止血目的。

（3）深裂伤：伤口深度在3cm以上者称为深裂伤，此深度常累及Glisso系统管道的三级分支。单纯缝合常不能奏效，缝合后看来表面出血停止，但深部常遗有无效腔，极易继发性聚积血液、胆汁，形成人为的中心型爆炸伤，术后可能并发感染和胆汁血症。如果腔内有较大的血管和胆管断裂而未处理，血液经无效腔进入胆道，便可在临床上发生常见的周期性胆源性消化道出血，给术后的治疗造成极大的困难。深裂伤应在暂时阻断肝门控制出血的情况下，消除活的肝组织及凝血块，敞开伤口，在直视下将较大血管、胆管一一结扎止血。然后，再将伤口对口缝合，为了消灭无效腔和压迫小血管的出血，伤口内可用带蒂的大网膜松松填塞固定；伤口边缘缝合可用褥式或间断方式缝合，伤口敞开不必对合，腔内放置橡皮管引流，可防止无效腔的形成或减少感染发生。如直接止血困难，尤其在较大的星芒状裂伤病例，可试行阻断肝动脉，如能控制出血，则可结扎相应的肝固有动脉或其分支（左、右肝动脉），达到止血目的，再以带蒂大网膜松松填塞或将肝伤口分边缝合。

肝动脉结扎对低血压的病例，可引起肝灌注减少，导致肝缺血，产生肝坏死或脓毒症。因此，不少人并不支持肝动脉结扎术，近年来热衷此手术者已减少。但是，对中心型肝破裂和深部穿通性，一般止血方法效果不好时，仍可考虑选用选择性肝动脉结扎术。

暂时阻断肝门（Pringle法）即阻断肝门来控制肝实质的大出血，在肝损伤手术处理中有很大的实用价值。阻断肝门可以作为一种寻找出血来源的方法，又可作为在控制肝实质出血下进行无血手术操作的有效措施，目前，也广泛用一般性肝切除手术，阻断肝门最简单的方法是以示指、拇指压迫，也可用导尿管、止血带或腔静脉钳。常温下，阻断肝门时间可达15～30分钟是安全的。究竟能阻断多长时间是公认安全的目前还不清楚，有的认为其安全期可达1小时以上。但值得一提的是，有不同程度肝硬化病变者，则需据情而定。

（4）隧道状贯通伤：这种损伤的处理构成了外科的特殊问题，入口或出口常位于肝脏的后面、上面或裸区。首先要显露出口、入口。小口径的枪弹伤损害较小，手术时出血多或有少量血液、胆汁渗出，除出口处明显的失活肝组织应切除止血外，弹道内无需清创，用吸引器吸去陈旧血块及胆汁后，如无大出血或溢胆汁即证明未伤及大血管及胆道，只需在弹道两端（出口、入口）各放入引流管，充分引流，在肝周再加引流即可。如出血不止，且血管较多，应打开无效腔或隧道进行直视下止血或结扎相应的血管，或行肝叶切除术。总之，隧道状贯通伤以引流为原则，不得填塞或表浅缝合，以免遗留无效腔，增加术后并发症的机会。

（5）肝断裂伤或粉碎性肝挫裂伤：这种肝损伤在临床上并不少见。肝损伤后常因巨大裂口，所剩肝连接部并不多，易于做肝切除，但必须明确切除的目的是止血或去除失活的肝组织，切面无需经过正常的肝组织。因而常采取非典型肝叶切除术，严格地说应该称为清创切除术，即切除失活组织、止血、通畅引流。

此类肝损伤患者，常在外伤、失血、休克的沉重打击下，机体状态差，难以承受较大手术负担，因此手术尽量避免再次大的创伤，采取克制性手术，只要求能达到清创切除术的目的。事实上，有些肝叶切除术完全可以肝动脉结扎来代替，然后进行清创处理，包括肝叶切除、充分引流肝周区等。

（6）肝包膜下血肿：肝包膜下小的血肿虽然可以吸收，但也有扩大或破裂出血的危险，而且如不切开，难以估计肝实质的损伤程度和范围，所以，肝包膜下血肿不论大小，均应切开，表浅者用温盐水纱布垫压迫后，渗血可止，难以压迫止血的创面，可用电凝止血，表浅出血一般效果较好；深部裂伤可按肝深裂伤处理，首先清除失活组织，在直视下结扎止血、缝合创面或创面直接引流。

（7）中心型破裂：剖腹后可见肝脏局部凸起或一叶、一段肿大变形，常合并有包膜下血肿或无，借穿刺造影或术中B超证实诊断，如有无效腔存在或肿大变形仍在发展、消化道出血等，应切开探查，在直视下止血，缝合血管和胆管后以带蒂大网膜充填或敞开后置橡皮管引流。如止血困难，可行肝动脉结扎，仍不能止血时，有必要做肝切除术。

（8）肝门损伤：肝门的肝动脉、门静脉撕裂伤常发生威胁生命的大出血，切开腹膜后即有大量血液及凝血块涌出，往往在尚未弄清情况前，患者情况已迅速恶化。在此情况下应停止一切程序性腹内操作，迅速用左手经肝下小网膜孔控制肝十二指肠韧带阻断血流，吸尽腹腔内积血后可用静脉钳、导尿管或止血带阻断，阻断时间不超过20分钟，间歇2～3分钟，重复阻断，加速输血，待患者情况好转后判明损伤部位进行处理。如为肝动脉出血，可直接结扎；如为门静脉出血，尽可予以修补，血管移植或肠系膜上静脉与门静脉吻合。肝外胆道损伤，一般性裂伤可置入T型管引流，缝合后经T型管注水检查其他损伤遗漏的胆管。断裂伤时可做胆肠吻合术，重建胆汁的正常排泄出路。

（9）肝静脉和肝后腔静脉撕裂伤：肝静脉和肝后腔静脉损伤可引起致命的出血，这些大静脉壁薄，且被肝组织包绕，止血和修补均很困难，肝外伤伴下腔静脉损伤的死亡率高达60%～100%。

这些大血管损伤诊断并不困难，当阻断肝门时，若大出血仍持续不止，应考虑到腔静脉或肝静脉的创伤。近年来，人们采用肝后腔静脉气囊分流术：先用纱布填塞压迫出血处，阻断肝门，迅速游离右半结肠、十二指肠及胰头，向内侧牵拉，暴露并游离出肾静脉以上的下腔静脉，在该处置止血带；在两条止血带间纵向切开下腔静脉，将预备好的顶端有30 mL气囊的硅化分流塑料导管沿切口向上插入下腔静脉，顶端置于膈上，气囊内充气或注入生理盐水30 mL以阻断下腔静脉近心端和压迫附近破裂肝静脉，末端置入下腔静脉内远心端，收紧止血带，至此，即阻断了全部肝血流，身体下半部的静脉血经腔静脉内的分流管回入右心。也可以经大隐一股静脉插气囊导管至肝后腔静脉，导管（24F）内径4.8 mm，外径为7.9 mm。经动物实验证明，此种方法右心房排出量仅减少30%，气囊导管法是有效的。但此类操作复杂，费时久，出血多，患者难以忍受。有人仍主张采用清创后填塞法，待患者情况稳定后，再改用腔静脉钳钳夹出血处，然后修补损伤血管。

（10）填塞止血法：因纱布填塞止血违反外科清创引流原则，虽可达到暂时止血目的，但因纱布容易与创面肉芽组织交织，取出时易出血，取出后遗留下来的空腔又是积液储脓的无效腔。填塞过程及凝血块硬化可导致周围组织压迫坏死，造成胆瘘、感染及再出血等，故受到许多学者的反对。但临床上至今仍因有些难以止住的出血用纱布填塞治疗取得较满意的效果。下列情况适用填塞疗法：①肝切开或选择性肝动脉结扎后有渗血。②肝叶切除后有渗血。③广泛性肝包膜下血肿。④广泛性双叶肝损伤。⑤医生的肝手术技能水平及医院的设备条件差。

（11）肝外胆道减压引流术：严重肝损伤破裂时采用肝外胆管减压术，如胆总管T型管引流或胆囊造瘘术，作为手术处理中的一项原则，以防止胆瘘、胆汁性腹膜炎和继发性的延迟性出血。其理由是肝组织清创时只能将主要的胆管结扎。损伤本身以及术后咳嗽、呕吐或使用止痛剂如吗啡等均能引起Oddi括约肌痉挛，使胆道内压力升高，可使未结扎小胆管胆汁溢出，形成胆汁性腹膜炎、胆瘘等。同时，还可以通过T型管注水（用肠钳阻断胆管远端）检查肝创面有无遗漏未结扎的胆管，可以防止术后胆瘘或胆道出血等严重并发症。而T型管也可作为日后了解肝胆内部情况的一个造影检查途径。特别是上面提及的肝外伤对口缝合后，最严重的并发症是术后胆道出血。主要是创面较大的胆管未结扎，对口缝合后又形成无效腔，血块堵塞的血管因血块液化再次出血流入无效腔经过结扎的胆管进入消化道，形成周期性出血。因此，经T型管加压注水检查创面胆管是一种有效的方法。

（12）引流问题：在大量的临床病例中，我们发现除表浅的轻度肝外伤缝合后无明显渗血者不需放置引流外，一般重度肝破裂均需闭式引流。肝损伤放置腹腔引流是肝损伤手术处理死亡率明显降低的重要因素之一，可以减少渗出血液、胆汁在腹膛内聚积所致的感染，可以减少无效腔的形成。引流管以橡皮胶管为宜。引流管在术后3～4天无渗出物时拔出。

（13）肝损伤的术后处理：除周围性肝浅表裂伤外，肝深部裂伤、断裂伤，广泛肝挫伤而行广泛的清创切除术，肝动脉结扎术，肝叶切除术或纱布、大网膜填塞术后，都有不同程度的代谢紊乱和肝功能损伤，凝血机制也会出现不同程度的障碍。这些与创伤程度、肝切除范围、失血量多少、休克时间长短和术后并发症有直接关系。

代谢紊乱在术后5～7天内最严重，一般在3周后才基本恢复。因而术后5～7天内应积极进行护肝治疗，防止出血、休克、感染、肠麻痹和肝功能衰竭。每天给予200～250g葡萄糖，即由静脉输入10%葡萄糖溶液2000mL和5%葡萄糖盐水500mL，每1000mL液体中加入维生素C1g，每日肌内注射维生素K10～15mg和维生素$B_1$100mg，给予广谱抗生素防止感染，持续胃肠减压，减轻腹胀，密切观察引流中有无血液、胆汁。必要时补充血浆白蛋白、血浆或鲜血，有利于肝功能恢复，注意水、电解质平衡，尤其要防止缺钾症。术后尽量避免给予有损害肝脏的药物。对有出血倾向或渗血严重患者，除术中创面仔细止血和及时输血外，术后要给大量维生素K和止血药物，必要时可输新鲜血和纤维蛋白原，以增加凝血作用。对有肝昏迷早期症状的患者，应给予谷氨酸钠、谷氨酸钾或精氨酸并控制蛋白的摄入量。肝动脉结扎及肝叶切除患者术后要持续给氧。

第四节　细菌性肝脓肿

细菌性肝脓肿常指由化脓性细菌引起的感染，故亦称为化脓性肝脓肿。肝脏由于接受来自肝动脉和门静脉的双重供血，并通过胆道与肠道相通，故发生感染的机会很多。但由于肝脏有丰富的血液供应和单核—吞噬细胞系统强大的吞噬作用，因而化脓性肝脓肿并不经常发生。

一、病因

引起化脓性肝脓肿最常见的菌种是大肠埃希菌和葡萄球菌，混合感染次之，链球菌、产气杆菌少见，偶有厌氧菌感染。胆管源性者以及经门静脉播散者以大肠埃希菌最多见，其次为厌氧性链球菌。经肝动脉播散，以葡萄球菌尤其是金黄色葡萄球菌为常见。

化脓性肝脓肿是一种继发性病变。病原菌可由下列途径进入肝脏：

1.胆道系统　这是目前最主要的入侵途径，也是化脓性肝脓肿最常见的原因。胆囊炎、胆管炎、胆管结石、胆管狭窄、扩张或肿瘤阻塞、蛔虫、华支睾吸虫等所致的梗阻、化脓性炎症均可引起上行性感染，形成肝脓肿。

2.门静脉系统　坏疽性阑尾炎、痔核感染、胰腺脓肿、肠炎、脐部感染及化脓性盆腔炎等可引起门静脉炎、脱落的脓毒性栓子进入肝脏，形成肝脓肿。但由于外科诊疗技术的发展和抗生素的临床应用，这种途径的感染已大大减少。

3.肝动脉　机体内任何部位的化脓性疾病，如急性上呼吸道感染、亚急性细菌性心内膜炎、骨髓炎和痈等，病原菌均可由肝动脉进入肝脏，因机体的抵抗力下降，细菌在肝内繁殖形成多发性肝脓肿。

4.腹内脏器感染的直接蔓延　如化脓性胆囊炎、急性胃十二指肠穿孔、膈下脓肿、肾周围脓肿等，病原菌可经淋巴系统侵袭肝脏。

5.外伤后继发感染　尤其是开放性肝损伤时，细菌直接进入肝脏发生脓肿，闭合性损伤、肝内血肿容易导致内源性细菌感染，若有胆管断裂则感染的机会更多。

二、临床表现

1.细菌性肝脓肿表现为急性炎症过程，但临床表现常被原发疾病的症状所掩盖。由于肝脏的血运丰富，一旦发生化脓性感染后，大量毒素进入血液循环，引起全身脓毒症反应。主要表现为寒战、高热，体温在38～40℃之间，脉率快，伴大量出汗，肝区疼痛是因为肝被膜呈急性膨胀和炎症刺激的结果。同时，由于脓毒症反应，患者有乏力、食欲缺乏、恶心和呕吐等症状。

2.检查时常有肝脏肿大、肝区压痛。并发于胆道梗阻的患者，常见有黄疸。其他原因的化脓性肝脓肿，一旦出现黄疸表示病情严重，预后不良。

三、诊断

1.在急性肠道或胆道感染的病例中，突然发生寒战、高热、肝区疼痛以及肝区压痛和叩击痛，应考虑有肝脓肿的可能，需进一步检查。

2.实验室检查　白细胞明显升高，有核左移现象或毒性颗粒出现。丙氨酸氨基转移酶、碱性磷酸酶升高。

3.X线检查　可见肝脏阴影增大、右侧膈肌升高、活动受限、肋膈角模糊或胸腔有少量积液。

4.B超检查　在临床上有重要的诊断价值，常可明确脓肿的大小、部位、单发还是多发，结合临床表现常是诊断肝脓肿的重要依据。当然还有CT、磁共振等，但B超简单、方便、安全和非介入性，不给患者带来痛苦。细菌性肝脓肿应与阿米巴肝脓肿、肝癌、右膈下脓肿等相鉴别。结合病史、体征、临床表现和各种检查鉴别一般并不困难。

四、治疗

细菌性肝脓肿为一继发性疾病，如能早期确诊、早期治疗原发病灶和加强术后处理，这种疾病是可以预防的。早期肝脏感染，如能及时给予大量抗生素，加强支持疗法，及时治疗原发病灶，常可防止肝脓肿形成。

1.一般治疗　对于急性期肝脏感染，脓肿尚未形成或多发性小脓肿，宜采取非手术疗法，即积极治疗原发病灶，同时使用大量抗生素和全身支持疗法，控制感染，积极补液，纠正水、电解质紊乱，给予多量维生素，多次小量输血、血浆纠正低蛋白血症，改善肝功能，增强机体抵抗力。

2.手术治疗　脓肿切开引流是治疗脓肿的基本原则。如果脓肿形成，在一般治疗的同时，应积极进行脓肿切开引流术，常用的手术途径有以下几种：

（1）经腹腔切开引流：此种方法最常用，引流充分而有效，同时还可以探查原发病灶并进行处理。对化脓性胆管炎患者，同时可做胆总管引流。

（2）腹膜外脓肿切开引流：位于肝右叶的前侧和左外叶肝脓肿，与前腹膜发生紧密粘连，可采取前侧腹膜外进路引流脓液，以减少对腹腔污染。

（3）后侧脓肿切开引流：位于肝右叶膈顶部或后侧的脓肿，可采用后侧腹膜外脓肿切开引流。患者取左侧卧位，左侧腰部垫一沙袋。沿右侧第12肋骨稍偏外侧做一切口，切除一段肋骨，在第1腰椎棘突水平的肋骨床做一横切口，显露膈肌，用手指沿肾后脂肪囊向上分离、显露。肾上腺与肝下面的腹膜后间隙直达脓肿。用穿刺针向手指方向刺入脓腔，抽得脓液后，用血管钳顺穿刺方向插入脓腔排尽脓液，再用手指扩大引流，冲洗后置入双腔负压引流管，再缝合伤口。对于慢性壁厚的肝脓肿，引流后脓壁不塌陷，长期留有无效腔者；肝内一叶或一段胆管结石反复感染肝组织已严重毁损无功能者，可考虑做肝叶切除术。

第五节　肝结核

肝结核是一种继发性疾病，常继发于体内其他脏器的结核。肝结核因缺乏较典型的临床症状和特异性的检查技术，常常在手术中或尸检时发现和证实。术前常诊断为肝占位性病变，影像诊断难以与其他肝实质性占位性病变相鉴别。常误诊为肝癌。

一、病因与病理

（一）病因

本病主要继发于肺、肠道或其他部位结核经肝动脉、门静脉等播散到肝脏。有时原发病灶深在、较小或已痊愈，往往不易发现。此外，还可通过淋巴系统或从肝邻近器官结核病灶侵入肝脏。

（二）病理

肝结核按发病部位可分两类：

1.肝浆膜结核　又称结核性浆膜炎，即肝脏包膜被结核分枝杆菌浸润，呈广泛肥厚性改变，形成所谓“糖皮肝”；或有肝包膜上发生粟粒型病灶。

2.肝实质结核

（1）肝脏粟粒型结核：此型最多见，为全身血行播散性粟粒性结核的一部分，病变小而孤立，呈灰色结节散布于全肝。其病理特点是含有明显的多核巨细胞，外周有淋巴细胞浸润。

（2）肝结核瘤：当粟粒性结核融合成单个或多个结节时，称肝结核瘤，临床上少见，肝结核瘤中心为干酪样坏死，色黄，类脂质增多，状如奶酪。镜下组织细胞先呈混细胞肿胀，继而细胞质发生脂肪变性，细胞核溶解碎裂，直到组织完全坏死。病灶周围逐渐出现肉芽组织，形成纤维包围。在一定条件下可发生软化和液化，形成结核性肝脓肿。

（3）肝内胆管结核：是肝结核病中最少见的一种，主要患者是儿童，其来源可能是结核性肝脓肿破入胆道所致。病变为局限性，也可沿胆管播散。

三、临床表现

肝结核临床表现仍为一般结核感染的常见表现，如畏寒、发热、夜间盗汗、乏力、食欲缺乏等。肝脏肿大同时伴肝区疼痛，在肿大的肝上可触及结节性肿块，有压痛，少数患者可出现黄疸。此外，还有原发结核病灶症状和体征。

四、诊断

肝结核常无特殊症状和体征，临床上诊断比较困难，因此本病只有通过详细了解病史，反复分析症状和体征，结合寻找身体其他部位的结核病灶，再结合实验室检查和一些特殊检查的资料加以综合分析，才能做出判断。最终诊断常依赖于病理切片检查的结果。

五、治疗

肝结核的治疗一般以内科治疗为主，供给高蛋白质、高糖、高维生素、低脂肪饮食，在提高肌体抵抗力的支持疗法的基础上给予抗结核药物。常用的抗结核药物有链霉素、异烟肼、乙胺丁醇、利福平等。

结核瘤引起的肝占位性病变，如病变局限于肝的一叶或一段，而无全身其他器官性结核病（如肺结核），肝功能良好，可考虑剖腹探查，做肝叶或段切除术，同时进行抗结核治疗，防止结核菌扩散和复发。

第六节　肝血管瘤

肝脏血管瘤是一种较为常见的肝脏良性肿瘤。较其他内脏血管瘤多见，疾病可以发生在任何年龄，但临床上绝大多数发生在成人。血管瘤可以单发或多发，无蒂或有蒂，多见于肝表面。小的血管瘤如针尖大小，有的如红枣、核桃大，大的如胎儿头大，严重者可占据整个肝脏甚至向腹腔膨出。小者不产生任何临床症状。肝血管瘤的组织发生，多认为起源于肝内的胚胎性血管错构芽，由于某种因素作用引起肿瘤样增生而形成。

一、病理

肝血管瘤一般单发，仅10%的病例为多发。绝大多数病例肿瘤直径小于4cm，但也常见较大的肿瘤。病变可以发生在肝脏的任何部位，有时会长在包膜表面。从表面看来病变为红色或紫色斑块，而肿瘤切面呈海绵状，组织相对较少，并有大量暗红色静脉血。血管瘤有时出现退行性变。时间较长的血管瘤中可见新鲜的或陈旧的血栓或瘢痕组织，偶尔还可见钙化灶。这种退行性变发展到最后，血管瘤形似纤维瘢痕，亦即“硬化性血管瘤”，有些甚至完全钙化。

显微镜下观察，海绵状血管瘤由衬有扁平内皮细胞的、大小不等的血管腔构成。病灶常为孤立肿块，同周围肝组织界限清楚可分。当然，偶尔发现肿瘤中有胆管或局灶性肝实质陷入。

二、临床表现

1.肝血管瘤发展缓慢，病程可达数年至数十年之久。直径小于4cm的血管瘤很少在临床上表现出症状，直径4cm或更大的血管瘤患者中约40%可有主诉症状。多数人因做B超检查或其他疾病做腹部手术时偶然发现。当肿瘤逐渐增大后，主要表现为肝脏肿大或压迫胃肠道邻近器官，引起上腹部不适、腹胀、腹痛、食欲减退、恶心、嗳气等症状。较大的肝血管瘤，随着血管瘤的增长可表现为腹围增大、腹块和肝大。如肿瘤破裂则出现失血性休克或急腹症症状，也有的在肝内形成静脉瘘。

2.肝血管瘤最危险的并发症是血管瘤破裂。婴幼儿自发性破裂较多见，因此，对新生儿肝血管瘤，确诊后应尽早治疗。

3.有些患者，尤其是较大的血管瘤，可以出现消耗性凝血病、血小板减少症、低纤维蛋白溶血症之类的并发症，引起出血及溶血而死亡。也有因回心血量增多，心脏负担加重，导致心力衰竭死亡。

三、诊断

以往对较小的肝血管瘤的诊断比较困难，如直径4cm的既没有临床症状，也难以到医院检查。目前，由于影像诊断技术的发展，普查及体检患者数量增多，使其发现率较以往大大提高，特别对较大的肝血管瘤，通过临床表现、B型超声、肝动脉造影、凹或放射性核素肝血池扫描或MRI等，同时结合AFP的检查结果分析，一般不难做出正确诊断。本病临床表现的特点是：

1.肿瘤生长缓慢，病程长，对全身影响小。早期无任何症状，随着肝血管瘤长大，可出现腹块、上腹胀痛、嗳气、肝区轻度隐痛等症状。

2.腹块的特点是表面光滑，质地中等硬度或柔软，有弹性感可压缩，无明显压痛，肿块与肝脏相连，可随呼吸上下移动。肝功能多正常。部分患者可出现贫血、血细胞和血小板减少，特别是巨大肝血管瘤临床上常会出现凝血功能障碍的症状和表现。

3.临床上本病在诊断过程中应与肝癌相鉴别。因为肝癌是我国常见恶性肿瘤之一，临床上将肝血管瘤误诊为肝癌者不在少数，尤其是小血管瘤与小肝癌更易混淆。其实，应用现有的诊断手段，一个细致、有经验的医生是容易鉴别的。

四、治疗

1.肝血管瘤的治疗取决于肝血管瘤的大小、多少、部位、病理变化及生长速度，对于小于3cm以下、生长缓慢、无临床症状者，可追踪观察。

2.对于大于4cm以上，同时伴有临床症状、生长速度快的，可根据患者情况选择适当的方法进行治疗。

3.单发性肝血管瘤，或病变局限于一侧者，做一叶或半肝切除；病变范围已超过半肝，余肝明显代偿增大，无肝硬化，肝功能正常，全身情况良好者，可做肝三叶切除。

4.对多发性肝血管瘤或病变范围极大，或已侵犯大部肝组织，无法手术切除者，可做肝动脉结扎，根据病变范围可做肝左或肝右或肝固有动脉结扎，经结扎后肿瘤可变软缩小，特别对囊状血管瘤疗效更满意。对于小的多发性肝血管瘤，术中可采用贯穿缝扎法，较切除简单，效果良好。

5.目前，临床上同时常采用经股动脉插管至肝血管超选择性动脉栓塞治疗肝血管瘤。对于难以切除侵犯广泛或侵犯肝门部肿瘤，可取得较满意的效果。也可以在肝动脉结扎或肝动脉栓塞术后，待肿瘤缩小再进行二期手术治疗。

第七节　肝囊肿

肝囊肿是一种比较常见的肝脏良性疾病。它可分为寄生虫性和非寄生虫性肝囊肿。前者以肝棘球蚴病为多见；后者又可分为先天性、创伤性、炎症性和肿瘤性肝囊肿，其中以先天性肝囊肿最常见，通常指的肝囊肿就是先天性肝囊肿。由于近年来影像诊断技术的发展和普及，肝囊肿在临床上并不少见。

也有人将先天性肝囊肿称为真性囊肿；创伤性、炎症性和肿瘤性肝囊肿称为假性囊肿。

一、病因与病理

（一）病因

先天性肝囊肿的病因尚不清楚。一般认为起源于肝内迷走的胆管，或因肝内胆管和淋巴管在胚胎期的发育障碍所致。也有人认为可能为胎儿患胆管炎、肝内小胆管闭塞，近端小胆管逐渐呈囊性扩大；或因肝内胆管变性后，局部增生阻塞所致。

（二）病理

肝囊肿一般是多发性的，单发性少见，小的直径数毫米，大的可占据整个肝叶，有的囊液可达10000mL以上。囊肿呈圆形或卵圆形，多数为单房性，也有呈多房性，有时还有蒂。囊肿有完整的包膜，表面呈乳白色，也有呈灰蓝色，囊壁厚薄不一，厚者可达0.5～5cm，内层为柱状上皮细胞，外层为纤维组织，被覆有较大的胆管血管束。囊液清亮透明，或染有胆汁，如囊内出血时，可呈咖啡色。囊液呈中性或碱性，含有少量蛋白、胆固醇、红细胞、胆红素、酪氨酸和胆汁等。多发性肝囊肿很少引起门静脉高压和食管静脉曲张，但可合并胆管狭窄、胆管炎和肝炎。

二、诊断

1.临床表现　先天性肝囊肿生长缓慢，小的囊肿可无任何症状，临床上多数是在体检B超发现，当囊肿增大到一定程度时，可因压迫邻近脏器而出现症状，常见有食后饱胀、恶心、呕吐、右上腹不适和隐痛等。少数可因囊肿破裂或囊内出血而出现急腹症。若带蒂囊肿扭转，可出现突然右上腹绞痛。如囊内发生感染，则患者往往有畏寒、发热、白细胞升高等。体检时右上腹可触及肿块和肝大，肿块随呼吸上下移动，表面光滑，有囊性感，无明显压痛。

2.辅助检查　B超是首选的检查方法，是诊断肝囊肿经济可靠而非侵入性的简单方法。放射性核素肝扫描能显示肝区占位性病变，边界完整，对囊肿定位诊断有价值。CT检查可发现1～2cm的肝囊肿，可帮助临床医师准确病变定位，尤其是多发性囊肿的分布状态定位，有利于治疗。在发现多发性肝囊肿的同时，还要注意肾、肺以及其他脏器有无囊肿或先天性畸形，如多囊肾，则对确诊多囊肝很有帮助。

3.鉴别诊断　在诊断巨大孤立性肝囊肿过程中，应注意与卵巢囊肿、肠系膜囊肿、肝棘球蚴囊肿、胆囊积水、胰腺囊肿和肾囊肿相鉴别。只要考虑到了，一般容易鉴别。同时还要注意与肝海绵状血管瘤、肝癌等相鉴别，临床上误诊者并不罕见。

三、治疗

对于小的肝囊肿而又无任何症状者，可不需特殊治疗；但对大的而又出现压迫症状者，应给予适当治疗。肝囊肿的治疗方法包括囊肿穿刺抽液术、囊肿开窗术、囊肿引流术或囊肿切除术等。

1.囊肿穿刺抽液术　在B超定位下进行经皮穿刺，进入肝囊肿内，尽量抽出囊液，此法只适用于表浅肝囊肿。抽液后常易发。临床上并不常采用，仅对一些巨大肝囊肿又不能耐受手术者采用。反复多次穿刺抽液应严格无菌操作，以免继发感染。

2.囊肿开窗术　即在剖腹直视下将囊肿部分切除，吸尽囊液，切缘仔细止血后，囊腔开放。近年来，同济医科大学附属同济医院应用腹腔镜进行囊肿开窗术取得较好的效果，大大减轻了患者的痛苦。开窗术适用于单纯性囊肿，可获得满意的疗效，术后不易复发，已成为目前治疗肝囊肿的主要手术方法。但对囊腔与较大的胆管相通，囊液有多量胆汁者必须缝合胆管。对并发感染、囊内出血或染有胆汁时，术后需放置通畅引流，待囊腔缩小或塌陷萎瘪后，可拔出引流管。

3.囊肿切除术　对囊壁坚厚的囊肿可行囊肿切除术。即使非带蒂的巨大肝囊肿，也并非一定要做肝叶切除。当吸尽排空囊内液体后，囊肿立即缩小，手术操作空间大，且囊肿壁与肝组织间有明确界线易于剥除，大的胆管和血管穿入囊内可行囊肿切除术。囊肿摘除手术一般并不困难，预后良好。多发性肝囊肿仅限于处理引起的症状的大囊肿，可按单纯囊肿处理。

第八节　肝细胞腺瘤

肝细胞腺瘤为肝细胞良性增生，通常发生于正常肝脏内。1960年我国引入口服避孕药之前该病极为罕见。化学类固醇激素避孕药问世以后，肝细胞腺瘤的报道越来越多，几乎无一例外皆为口服避孕药的女性。有研究认为，避孕药可促进肝细胞灶性坏死、结节增生，最后发展为肝脏腺瘤。过去，许多被称为“良性肝细胞瘤”或“微小变异性肝细胞瘤”，实质上是指“肝细胞腺瘤”。

一、诊断

肝细胞腺瘤发展慢，病程长，早期可无任何症状，既往多数患者在上腹部其他手术时偶然发现。近年来，由于影像诊断学的普及，发现较过去增多，尤其是广泛使用类固醇避孕药后，但是临床上常难与肝癌相鉴别。当肿瘤逐渐增大压迫邻近器官时，可有明显症状，如上腹胀满不适、恶心、食欲减退、微隐痛等。肿瘤表面光滑、质硬，多无压痛。如发生瘤内出血，则可出现右上腹疼痛、贫血、黄疸和畏寒、发热、上腹痛、白细胞计数升高等。如腺瘤破裂出血，则会出现急腹症，严重者可发生休克。

术前诊断十分困难，在影像检查中常表现为肝占位性病变。但本病发展慢，病程长，自觉症状轻，患者全身情况好。AFP反复检查阴性。再结合CT、磁共振及血管造影等检查，可以做出初步的诊断。但有些病变常常需要病理切片，甚至多次反复切片才能确诊。

二、治疗

凡经检查发现肝内有占位性病变，实质性或囊性，拟诊为肝良性肿瘤者，不论其有无临床症状，均应争取及早手术治疗。因肝细胞腺瘤虽属良性肿瘤，但有破裂出血的危险。在个别病例还有癌变可能，有的术前还难以与肝癌相鉴别。因此，一旦拟诊为肝细胞腺瘤，务必尽早剖腹探查，争取手术切除。对于近第一、二肝门者，不能将肿瘤完整切除时，也可做包膜内肿瘤切除，短期效果良好，但术后易复发。对无法切除的腺瘤做肝动脉结扎术或加肝动脉栓塞术，对制止肿瘤生长，或防止肿瘤破裂出血，有一定的作用。

对于一些与口服避孕药有密切关系的病例，停止服用避孕药，常可使肿瘤缩小。

（韩建峰　高　艳　陈书宽　张笃琛　薛崇飞　杨朋来　孔德文）

第十章　胰腺疾病

第一节　急性胰腺炎

急性胰腺炎（acute pancreatitis）是由于胰管引流不畅，胰管内压力突然升高或胆汁、十二指肠液反流导致腺泡损伤，胰酶被激活而造成的胰腺急性炎症。它是外科急腹症中较常见的疾病，多发生于20～50岁。女性略高于男性，男女之比为1：1.7。重症患者的病情凶险，并发症发生率及死亡率很高。

一、病因

1.梗阻因素　胆结石、胆道感染、胆道蛔虫病、Oddi括约肌痉挛、先天性胰胆管异常、胰管结石等均可引起胆管共同开口处梗阻。

2.酒精中毒　酒精通过刺激胰液分泌增加，引起Oddi括约肌痉挛水肿、对胰腺腺泡的直接毒性作用导致胰腺炎发生。

3.饮食因素　暴饮暴食可刺激大量胰液分泌，从而导致胰腺炎。

4.外伤和手术。

5.代谢性疾病　高脂血症、高钙血症患者易发生胰腺炎。

6.其他　胰腺血管的病变、急性细菌或病毒感染、药物过敏等也是引起急性胰腺炎的原因。

二、诊断

（一）临床表现

1.发病前多有饱餐、油腻饮食或饮酒史。

2.腹痛为最主要的症状，多突然发生，持续性逐渐加剧。腹痛位置与病变有关，可向肩背部放射。

3.一般可有恶心、呕吐、腹胀等消化道症状。

4.常见的体征为腹部压痛、反跳痛与肌紧张等腹膜刺激征。其他尚有腹部包块、腹水等。严重者可有黄疸、皮肤瘀斑。

5.无痛性胰腺炎临床上无明显症状；暴发性或猝死性胰腺炎可在发病后突然或数分钟、数小时内死亡，临床上很难得到确诊。

（二）实验室检查

1.血常规　白细胞及中性粒细胞升高、血液浓缩、血细胞比容降低。

2.血清淀粉酶（Somogyi法）　在发病后1～2小时开始升高，24小时达高峰，持续72～96小时，超过500U（正常值＜150U）可做出诊断。

3.尿淀粉酶（Somogyi法）　正常值为35～260U，12～24小时开始升高，持续24～96小时。

4.腹腔液淀粉酶测定（Somogyi法）　正常值＜100U。含量高于血清淀粉酶，病情越重，含量越高，持续时间约2周左右。

5.血钾、血钙、血磷降低。

（三）特殊检查

1.腹部透视或X线平片显示上腹部肠管扩张胀气。

2.B超显示胰腺肿大、边缘轮廓不清。

3.CT成像显示胰腺外形增大、边缘模糊，部分区域密度减低，可出现液性暗区。

4.腹腔穿刺　有腹腔积液时，可在右下腹部抽出血性液体，淀粉酶测定值升高，对诊断有重要意义。

三、诊断标准

中华医学会外科学会胰腺学组1996年制定的诊断标准如下：

（一）急性胰腺炎

1.通常为急性起病，表现为上腹疼痛，伴有不同程度的腹膜炎体征。

2.常有呕吐、腹胀，体温不同程度升高，心率加快，血白细胞计数上升。

3.血或尿淀粉酶升高。

（二）轻型急性胰腺炎

1.除上述表现外，还可引起极轻微的脏器功能紊乱。

2.临床恢复顺利，没有明显腹膜炎体征及严重代谢功能紊乱等重症急性胰腺炎的临床表现。

3.对及时的液体治疗反应良好，临床体征和实验室检查迅速恢复正常。

（三）重症急性胰腺炎

1.急性胰腺炎伴有脏器功能障碍，或出现坏死、脓肿或假性囊肿等局部并发症者，或两者并存。

2.腹部体征包括明显的压痛、反跳痛、肌紧张、腹胀、肠鸣音减弱或消失。

3.可以有腹部包块，偶见腰肋部皮下瘀斑征（Grey-Turner征）和脐周皮下瘀斑征（Cullen征）。

4.可以并发一个或多个脏器功能障碍，也可伴有严重的代谢功能紊乱，包括低钙血症，血钙低于1.87 mmol/L（7.5 mg/dL）。

5.增强CT为诊断胰腺坏死的最有效方法，B超及腹腔穿刺对诊断有一定帮助。

6.APACHE Ⅱ评分在8分或8分以上。Balthazar CT分级系统在Ⅱ级或Ⅱ级以上。

四、鉴别诊断

1.急性胆囊炎、胆石症　有胆绞痛、寒战、高热、Murphy征阳性、胆囊肿大。

2.胃十二指肠溃疡　急性穿孔溃疡病史，腹肌呈板状硬，肝浊音区缩小或消失，膈下游离气体。

3.急性肠梗阻　阵发性腹痛，听诊有气过水音或金属音，肠腔有气液面、闭袢影像等。

五、治疗

近年来，对轻型急性胰腺炎的治疗意见已趋于一致，均主张采用非手术法，治疗效果亦比较满意。对重型急性胰腺炎倾向于采用“个体化”治疗方案，即对明显感染或有明显并发症者应早期手术，而对尚无明显感染和并发症者尽量争取晚期手术。

（二）非手术治疗

1.禁食和胃肠减压　可减少胃酸和胰液的分泌。

2.体液补充　禁食期间由静脉补充水、电解质和热量。

3.抗生素的应用　发病早期即可预防性用药和防止肠道细菌移位感染。一般给予广谱抗生素及甲硝唑。

4.抗胰酶疗法　重症患者早期采用胰酶抑制剂有效。静脉点滴抑肽酶10万U，每日2次；5-FU 250～500 mg加入5%葡萄糖溶液500 mL内静脉滴入，每日一次，持续3～7天，抑制胰蛋白酶合成。近年来，应用人工生长抑素（如sandostatin，stilamin）能有效地抑制胰腺的分泌功能。

5.解痉止痛 对诊断明确、腹痛较重患者可酌情给予阿托品、溴丙胺太林等，应用哌替啶时要与解痉药合用。

6.中药 常用方剂有柴胡15g，黄芩、胡黄连各10g，木香、元胡各10g、大黄15g（后下），芒硝10g（冲服）。经口服或药管注入。

（三）手术疗法

1.清除坏死组织 根据坏死组织范围切开胰腺被膜以及胰周的后腹膜，尽量清除胰腺和胰周坏死组织，甚至可行规则性胰腺切除。

2.灌洗引流 清除坏死组织后，必须在胰腺和后腹膜行充分引流，可采用多条引流管或双套管引流，术后进行灌洗以继续清除坏死组织和渗液。必要时可在麻醉下再次开腹清除坏死组织。

3.其他处理 胆源性胰腺炎中要解除胆道疾病因素，并置T型管引流。必要时可做胃造口行胃减压，空肠造口给予要素饮食或静脉高营养，进行营养支持。

第二节 慢性胰腺炎

慢性胰腺炎（chronic pancreatitis）是由多种原因引起胰腺实质慢性渐进性坏死与纤维化，致使其内、外分泌功能减退的疾病。该病男性多于女性，男女之比为2～3：1，年龄以中年为多见，发生于青年者亦为数不少。

一、病因

1.急性胰腺炎 这可能与急性胰腺炎遗留的某些病理改变有关，如胰管的梗阻、继发性感染及胰腺的纤维化等。

2.胆道疾病 常见的胆道疾病包括胆石症、胆道蛔虫、炎症、肿瘤、畸形、纤维狭窄等。

3.酒精性胰腺炎 为欧美国家最常见原因。

4.胰石症 可引起导管上皮损伤、导管阻塞等改变。

5.其他因素 腹部外伤及手术、高脂血症、高钙血症以及遗传、突发异常等均被认为是引起慢性胰腺炎的病因之一。

二、诊断

（一）临床表现

1.腹痛　多数病例可由劳累、情绪激动、饮食不节诱发，疼痛位于上腹中间或稍偏左，多伴脊背痛。上腹深部可有压痛。

2.消化不良　表现为食欲缺乏、饱胀、嗳气。典型者为脂肪泻，为胰腺外分泌不足所致。

3.少数合并有黄疸及糖尿病表现。

（二）实验室检查

1.多数病例血、尿淀粉酶不升高。

2.大便在显微镜下有多量脂肪滴和未消化的肌纤维等。

3.部分病例尿糖反应和糖耐量试验呈阳性。

4.测血胆红素和转氨酶以除外黄疸。

（三）特殊检查

1.B型超声波超声检查　示胰腺体积、胰石、胰腺囊肿和胆总管结石等。

2.内镜逆行胆胰管造影　可显示胰管狭窄、扩张、阻塞、胰石及胆总管结石等。

3.X线腹部平片　显示胰腺的钙化或胰石。

4.CT　对鉴别与排除胰腺占位性病变效果较好。

三、鉴别诊断

1.胰头癌　该病常合并慢性胰腺炎，而慢性胰腺炎也有演化为胰腺癌的可能，鉴别不易。胰头癌无反复发作史，必要时行细针穿刺组织学检查。

2.胆道疾病　胆道疾病与慢性胰腺炎常同时存在并互为因果，需依靠B超、胆道造影、ERCP等进行鉴别。

3.消化性溃疡病　溃疡病与该病的临床表现常类似，需依靠详细的病史、消化道钡餐造影及内镜来进行鉴别。

四、治疗

（一）非手术治疗

1.调理饮食和应用消化药　如胰浸膏、胰酶制剂。

2.糖尿病治疗　可口服降糖药，重者宜用胰岛素。

3.镇痛　一般可用溴丙胺太林、东莨菪碱等。

（二）手术治疗

1.适应证

（1）持续上腹痛经非手术治疗无效者。

（2）慢性胰腺炎并发胆道梗阻发生黄疸或出现十二指肠梗阻者。

（3）有胰性腹水、胸腔积液者。

（4）不能排除胰腺癌者。

（5）脾静脉阻塞引起门静脉高压、食管静脉曲张出血。

2.手术方法

（1）胰管引流术：①胰腺体尾切除、空肠Roux-Y引流术：适合于胰腺导管中段梗阻而近端及远端均通畅者，可附加胰管开口狭窄切开术。②全胰管切开引流术：适用于全胰管多处狭窄者。将空肠Roux-Y型肠袢按胰腺长度纵行切开、缝合，覆盖胰腺前面行内引流术。

（2）胰腺切除术：①切除远端胰腺的50%～60%，主要用于中段胰管梗阻且慢性胰腺炎局限于胰腺远端。②切除胰腺远侧95%（Child手术），对解除重度慢性疼痛效果较好，但术后易出现胰腺功能不全和糖尿病。

（3）并存有胆道疾病者，应施行相应手术。如胆总管切开取石和“T”管引流术、Oddi括约肌切开成形术、胆总管空肠吻合术等。

（4）对顽固性剧痛病例，可考虑行胸腰交感神经切除、胰腺周围神经切断等。

第三节 假性胰腺囊肿

假性胰腺囊肿是在胰腺炎、胰腺坏死、外伤、胰管近端梗阻等致胰腺实质或胰管破坏的基础上，由外漏的胰液、血液和坏死组织等包裹而形成的囊肿。囊壁由肉芽组织或纤维组织等构成，无上皮细胞内衬。一般多见于女性。

一、病因

1.炎症后假性囊肿 包括急、慢性胰腺炎。

2.外伤后假性囊肿 包括钝性外伤、穿透外伤及手术。约占10%。

3.特发性或原因不明。

4.肿瘤所致假性囊肿 是由于胰管的阻塞而产生胰腺炎所致。

5.寄生虫性假性囊肿　如蛔虫性及棘球蚴性囊肿，是由寄生虫引起局部坏死而形成囊肿。

二、诊断

（一）临床表现

1.可有胰腺炎或上腹部损伤的病史。

2.腹胀、腹痛　几乎全部患者均有程度不同的腹胀和腹部钝痛，常常牵扯至左肩背部。

3.胃肠道症状　由于囊肿压迫胃肠道及胰腺外分泌不足，常见症状有恶心、呕吐、上腹饱胀、腹泻或大便秘结。

4.腹部包块　在上腹中间或偏左、右，近似半球形，表面光滑，无移动性，有的可触知囊性感或引出波动感。

5.少数患者因囊肿内出血继发感染或穿破而有急性腹痛、内出血、高热或休克等症状。

（二）实验室检查

1.可有血白细胞计数轻度升高。

2.部分患者血清、尿淀粉酶水平升高。

3.合并有慢性胰腺炎者可有脂肪便、血糖升高。

（三）特殊检查

1.X线检查　钡餐检查可发现胃或十二指肠被胰腺囊肿推移，钡剂灌肠检查可发现横结肠被推移。

2.B超检查　可发现胰腺囊肿部位、大小。

3.CT检查　也可显示胰腺囊肿，且能显示胰腺组织改变，对诊断真性囊肿和囊性肿瘤更有帮助。

三、鉴别诊断

1.囊性肿块　通过影像学检查与肾上腺囊肿、肝囊肿鉴别，女性要注意与卵巢囊肿鉴别。

2.胰腺肿瘤　胰腺囊腺瘤、囊腺癌被误诊为假性囊肿者并不少见，故应注重术中的冰冻病理。

四、治疗

（一）非手术治疗

1.经皮穿刺置管引流（PCD）　仅作为临时治疗用于下列急症：

（1）囊肿巨大产生压迫症状。

（2）有破裂可能。

（3）合并感染。

2.经内镜引流　假性囊肿与胃或十二指肠粘连时，可在内镜下，在囊肿和胃或十二指肠间制造-瘘，使囊液向胃或十二指肠内引流；也可经内镜做囊肿-胃或囊肿-十二指肠吻合。此两种方法尚不成熟，有待进一步研究。

（二）手术治疗

1.切除术　只限于胰体尾部粘连少的小囊肿，需行胰体尾切除或脾切除。

2.外引流术　虽然操作简单，但可造成大量水、电解质、蛋白质和胰液的丢失以及皮肤腐蚀。胰瘘发生率亦高达28%，囊肿复发率达20%～40%。故一般不采用，只适合于有囊肿继发感染的患者。

3.内引流术　为首选的手术方法，以囊肿一空肠Roux-Y型吻合最常用。如囊肿位于胃后方，与胃后壁有紧密粘连时，也可切开胃前壁，将胃后壁与囊肿之间开窗并将边缘缝合。这一术式简单，但术后常有囊肿内食物存积及引流不畅，而有上腹疼痛不适或发热，经过一段时间囊肿缩小，症状可消失。另外，胰头部囊肿与十二指肠后壁紧密相连时，可行囊肿十二指肠吻合术。

第四节　胰腺癌

胰腺癌（pancreatic cancer）是发生于胰腺导管上皮的恶性肿瘤。约70%发生在胰头，其余在体、尾部，个别病例癌瘤占据全胰。男性发病率较女性为高，约1.6∶1，80%以上在50岁以上发病。

一、诊断

（一）临床表现

1.早期无明显症状，大多数患者就诊时，其病程往往已有半年左右，有的甚至更长。

2.腹痛　为多见的初发症状。阵发性疼痛提示并发胆道或十二指肠的不完全性梗阻，持续性疼痛提示神经受累或胰腺慢性炎症；背脊痛提示腹腔神经丛受累。

3.黄疸　为胰头癌和弥漫性癌的主要症状。黄染一般是进行性加重，肝和胆囊均可因胆汁淤滞而肿大。黄疸加重时，大便呈陶土色。

4.消化道症状　食欲缺乏、腹胀、消化不良、腹泻等。严重者，患者乏力、消瘦明显。

5.腹部体征　半数以上的胰头癌患者可摸到肿大的胆囊，晚期少数患者在上腹部可触及肿物。

（二）实验室检查

1.血总胆红素及直接胆红素升高。

2.ALT及AST正常或轻度升高。

3.血AKP明显升高。

4.30%患者有空腹血糖升高。

5.50%患者CEA升高。

6.尿胆红素阳性，胆总管完全梗阻时尿胆原阴性。

7.大便潜血阴性，有助于与壶腹癌鉴别。

（三）特殊检查

1.X线胃肠钡餐造影　增大的胰头癌可使十二指肠曲增宽，且可见十二指肠的双边压迹，晚期甚至可引起十二指肠梗阻。

2.B超检查　胰头癌尚未出现黄疸时，B超就可发现肝内、外胆道扩张，有的可发现胰管扩张。B超对小于1.5cm直径的肿瘤较难检出，诊断的阳性率在66%～90%。胰头部肿瘤比胰尾部肿瘤正确率要高。

3.CT检查　对胰腺癌的诊断有较重要意义。总的诊断正确率为75%～80%。它可清楚显示胰腺的局部增大、胆胰管扩张，还可提供肿瘤与胰周组织的关系。

4.ERCP检查　主要表现为主胰管及胆总管的截断，呈倒“八”字症，亦称双管征。如梗阻不完全，可见梗阻远端胰胆管扩张，有的病例还可见胰管的充盈缺损或造影剂溢入肿瘤区。胰体尾癌则可见到主胰管相应部分截断。

5.经皮肝穿刺胆管造影　可清晰显示梗阻部位。胰头癌致梗阻往往在胆总管的十二指肠后段.还可见胆总管变横位。

6.选择性动脉造影（SAG） 主要用于某些特殊病例以判断胰血管的解剖及肿瘤的可切除性。

7.经皮细针穿刺细胞学检查 可在B超或CT导向下对肿瘤进行穿刺，反复抽吸，立即进行细胞学检查，阳性率有时达90%左右。

二、鉴别诊断

1.壶腹周围癌 包括壶腹癌、胆管下端癌、十二指肠乳头周围癌。壶腹癌黄疸出现相对早，可有波动。大便潜血可为阳性。肝内、外胆管扩张而胰头不大。ERCP可见壶腹部隆起或菜花样肿物，取病理活检可确诊。胆管下端癌患者可有深度黄疸，且可有波动。消化道症状轻，影像学检查对诊断有帮助。对十二指肠乳头周围癌进行十二指肠镜检时，可见乳头周围的病变并活检证实。

2.胆总管结石 患者有反复的右上腹痛发作，可伴发冷、发热及黄疸。B超可发现结石影像，不难鉴别。有时胆总管下端因十二指肠积气而不易发现结石，此时行PTC或ERCP对诊断有帮助。

3.慢性胰腺炎 一般胰腺炎有经常的上腹部疼痛症状，病史较长，经影像学检查不难鉴别。但与胰头慢性局限性胰腺炎鉴别不易。可行Ca19-9、CEA、Ca50等辅助检查，必要时可在B超或CT导向下做细针穿刺细胞学及基因检测。对重度怀疑为肿瘤的病例应剖腹探查。

三、治疗

（一）手术治疗

1.适应证 全身情况尚好、无远处转移、剖腹探查活检明确诊断者。

2.手术方式

（1）根治性手术：适于腹内无转移灶、肿瘤未浸润邻近器官，如下腔静脉、门静脉、肠系膜血管。胰头癌行胰十二指肠切除，胰体尾癌行胰体尾连同脾脏切除；全胰癌行全胰腺、十二指肠切除。

（2）区域性根治术：适于胰腺癌有较广泛的周围器官浸润、无远处转移、患者一般情况尚好者。手术范围包括全胰腺、部分胃、十二指肠、脾、门静脉的一部分、部分横结肠系膜、大网膜、区域淋巴结。

（3）姑息性手术：适于不能行根治术患者。伴有阻塞性黄疸可行胆肠引流（胆囊-十二指肠、胆囊-空肠Roux-Y型吻合）；伴有胆道、十二指肠同时阻塞可行胆管、胃与空肠双吻合或加Billroth Ⅱ式胃大部切除，胃空肠吻合术。缓解胰腺癌疼痛，术中可在腹腔神经节两侧注射6%石炭酸10～20 mL或无水乙醇25 mL，有短期效果。

（二）化学治疗

多采用氟尿嘧啶、丝裂霉素及亚硝尿素；或氟尿嘧啶与链佐星等联合用药，链佐星剂量为1 g/㎡静脉滴注，每周一次。

第五节　胰岛素瘤

胰岛素瘤（Insulinoma）为胰岛B细胞肿瘤，占胰岛细胞肿瘤的70%～75%。80%以上为良性，85%为单发。男性多于女性，分别为65.3%和34.7%。肿瘤位于胰头、体、尾部分别占27.7%、35%和36%。

一、诊断

（一）临床表现

典型症状为Whipple三联征。

1.自发性、周期性发作的低血糖症状、昏迷及神经精神症状，每于空腹或劳累后发作。

2.发作时血糖低于2.78 mmol/L。

3.口服或静脉注射葡萄糖后，症状可立即消失。

（二）激发试验

激发试验适用于无典型发作而需进一步做出诊断的患者。

1.饥饿法　患者持续禁食48～72小时，此期间医护人员密切观察有无低血糖症状出现，如有则立即测血糖，然后静脉注射葡萄糖溶液以终止试验。

2.甲苯磺丁脲（D860）试验　D860 20～25 mg/kg溶于等渗盐水10～20 mL，缓慢静脉注射，每30分钟测血糖一次，出现低血糖为阳性。

（三）实验室检查

1.空腹或发作时血糖＜2.78 mmol/L，糖耐量呈低平曲线。

2.血清胰岛素水平高于正常，血清胰岛素（μIU/mL）与血糖（mg/dL）比值＞0.3。

（四）特殊检查

1.B超和CT检查　确诊率约30%，增强CT或应用腹腔动脉和肠系膜上动脉插管注射造影剂与CT联用可明显提高诊断率。

2.选择性动脉造影　阳性表现为肿瘤充盈染色、血管扭曲增多，诊断率为50%～80%。

3.经皮肝穿刺门静脉置管抽血胰岛素测定　可直接测定胰腺回流的静脉血中胰岛素水平，准确性高，如分段取血还有助于肿瘤定位诊断。

二、鉴别诊断

胰岛素瘤患者多于空腹或运动劳累后发病，应与其他原因致低血糖相鉴别。如胃切除术后、慢性胰腺炎、慢性肾上腺功能不全、注射胰岛素过量、胰岛增生等。

三、治疗

（一）外科治疗

1.术中定位　可借助以下几种方法：

（1）触诊检查：正确率在75%～95%。只有少数位于胰头或胰尾的仅几毫米直径的小肿瘤易于漏诊。

（2）术中B超：可发现钩头部的小肿瘤，且有助于手术时避免损伤大血管及主胰管。

（3）细针穿刺细胞学检查：对胰组织深部的可疑小结节，行细针穿刺涂片细胞学检查是简单、安全而可靠的确诊方法，正确率在90%以上。

2.肿瘤摘除术　为最常用方法，对单发或散在的、不大而表浅的肿瘤，不论在何种部位均宜采用。

3.胰腺或远侧胰切除术　对胰体和胰尾较大而深在的肿瘤，多发瘤及胰岛增生患者可行胰体尾或胰尾切除术。

4.胰腺局部切除术　切除肿瘤和肿瘤周围的一部分正常胰腺组织。该法对胰腺损伤大，术后并发症多，已较少采用。

5.胰十二指肠切除术　只适于巨大的头颈部肿瘤和恶性胰岛素瘤。

（二）内科治疗

适于术前准备期间、术中未能发现的隐匿性胰岛细胞瘤患者，切除不了的恶性胰岛细胞瘤和无法手术治疗患者。

1.饮食治疗　方法是及时进食，增加餐次，多吃含糖食物，避免劳累。随身携带糖果，当感到发作前兆时即刻服用，可防止发作。

2.药物治疗　服用抑制胰岛素分泌的药物，常用的药物有：

（1）氯苯苄噻嗪，每日200～600 mg。

（2）长效生长抑素类药物，如奥曲肽50～150 μg，每日3次，皮下注射。

（3）其他药物，如激素类药物、钙通道阻滞剂、交感神经阻滞剂等。

第六节　胰高糖素瘤

胰高糖素瘤是起源于胰岛A细胞的一种内分泌肿瘤，很少见，均为单发，60%～70%为恶性。平均发病年龄54岁，男女发病比率为1：2～3。

一、诊断

（一）临床表现

1.糖尿病　常为轻度。由血浆胰高糖素水平升高而引起。

2.皮疹　坏死性迁徙性红斑为本病所特有，常侵犯下腹部和会阴。不少患者有口角炎及舌炎。低氨基酸血症是皮疹发生的原因。

3.贫血　为大多数患者的症状之一，其真正原因不明。

4.体重下降　56%的患者有体重下降。

5.少数患者有抑郁症、静脉血栓形成或腹泻。

（二）实验室检查

1.血浆胰高糖素测定　可达500 ng/L以上（正常为50～250 ng/L）。

2.血糖　轻度升高，或仅糖耐量血线不正常。

（三）影像学检查

B超、CT和选择性造影检查对胰高糖素瘤的定位诊断价值较大。另外，选择性肝穿刺插管进入门静脉和脾静脉，对分段取血的标本进行胰高糖素测定，对定位也有一定价值。

二、治疗

手术切除肿瘤是最有效的治疗方法，单个肿瘤切除后症状很快消失。恶性病变即使已有转移，也应争取将胰腺原发肿瘤切除，术后可加用化疗。如肿瘤无法切除，应用全身或动脉灌注化疗亦可获得良好姑息效果。

第七节　血管活性肠肽瘤

血管活性肠肽瘤（VIPoma），亦称Verner Morrison综合征或水样腹泻、低钾血症胃酸缺乏症（WDHA），是一种起源于胰岛D细胞的内分泌瘤。61%为恶性，可发生于任何年龄，中年女性多见。

一、诊断

（一）临床表现

1.水样腹泻　为本病的主要特征性症状，开始为发作性或间歇性，以后发展为典型的持续性水泻。

2.低血钾　血钾平均2mmol/L，最低可达1.2mmol/L。低血钾可引起肌无力、周期性肌麻痹、手足搐搦、腹胀、肠麻痹、假性肠梗阻等。

3.低胃酸或无胃酸　无胃酸为本病另一特征性表现，但低胃酸比无胃酸更常见，70%患者有此表现。

4.其他　可表现为消瘦、腹痛、皮肤潮红、头晕或眩晕样发作等。

（二）试验检查

1.血浆VIP测定　正常人＜170ng/L，本病患者升高，平均值可达675～965ng/L.

2.激发试验　用五肽促胃液素进行激发试验为阳性，而肿瘤切除后激发试验为阴性。

（三）影像学检查

对＞3cm的VIP瘤，CT、MRI、超声、血管造影总检出率在80%以上。应用放射性核素标记五肽生长抑素扫描进行胰腺内分泌肿瘤的定位，效果较好。

二、鉴别诊断

本病需与各种病因所致的分泌性腹泻相鉴别，包括神经内分泌瘤，如促胃液素瘤、甲状腺髓样瘤、类癌等。这类患者腹泻比本病轻，多伴有各自特征性临床表现。

三、治疗

1.补液、纠正电解质失衡并补充血浆，注意补钾及镁。

2.手术切除肿瘤，如未发现肿瘤可做胰腺远侧大部分切除，肿瘤切除后腹泻及其他症状很快消失。

3.对不能进行手术或手术不彻底而有症状的患者，可进行长期内科治疗，包括：

（1）化疗。

（2）有条件时亦可长期进行奥曲肽治疗。如奥曲肽治疗无效时，可考虑使用皮质激素，泼尼松60～100 mg/d，以后酌减。

（高　艳　陈书宽　张笃琛　薛崇飞　杨朋来　韩建峰　张启勋）

第十一章 脾脏疾病

第一节 脾囊肿

一、病因和分类

脾囊肿是脾脏组织的囊性病变，主要分为寄生虫性囊肿和非寄生虫性囊肿。寄生虫性囊肿由棘球绦虫属的棘球蚴引起，由蚴虫经血流进入脾内发育产生的囊肿或由腹腔其他脏器包虫囊肿内包括节直接播散于脾内而产生囊肿。非寄生虫性脾囊肿有原发性和继发性囊肿两种。原发性囊肿的囊壁含有不同的细胞成分，包括转变细胞、表皮样细胞、淋巴瘤细胞、血管瘤组织和皮样成分，最常见的组织类型是表皮样囊肿和上皮样囊肿。继发性囊肿，其形成过程是外伤引起脾内血肿，血肿被包裹，血液被吸收，周围形成纤维性囊壁，浆液不断蓄积，逐渐形成浆液性孤立性囊肿，囊肿可以很大，囊壁无内皮细胞覆盖，其内常含血液。

二、诊断

诊断根据临床表现，小的囊肿无临床症状，直到囊肿增大压迫和刺激邻近脏器时，才产生一系列的器官受压症状。以上腹或左上腹隐痛最多见，有时亦可累及脐周或放射至右肩及左腰背部，如压迫胃肠道可有腹胀或消化不良、便秘。寄生虫性脾囊肿以中青年多见，非寄生虫性囊肿以青少年多见，其中真性脾囊肿发病年龄较小。体检时发现左上腹肿块或左侧膈肌抬高时应怀疑本病，血细胞计数和血生化常无异常发现。Consoni试验阳性可考虑有脾棘球蚴性囊肿，B超及CT检查为诊断本病的常用方法。

三、治疗

脾囊肿有并发感染危险，破裂后可引起腹膜炎或穿破膈肌致胸膜炎。囊肿破溃可致腹腔内出血。因此，一旦确诊即应及早处理，多采用脾切除、脾段切除或囊肿摘除术的效果均较好。

第二节　脾良性肿瘤

一、分类

脾良性肿瘤临床罕见，根据起源组织不同，主要分为三大类型。

1.脾错构瘤　极罕见，其构成成分和脾正常成分相一致，发生基础系脾脏胚基的早期发育异常，使脾正常构成成分的组合比例发生混乱。

2.脾血管瘤　由海绵样扩张血管构成，系脾血管组织的胎生发育异常所致。

3.脾淋巴管瘤　系由囊性扩张的淋巴管构成，由先天性局部发育异常、阻塞的淋巴管腔不断扩张所致。

二、诊断

脾良性肿瘤常常单发，大小不一常态各异，因其症状隐匿，临床诊断较困难，多由尸检或剖腹探查时偶然发现。少数病例因巨脾引起左上腹肿块、疼痛、饱胀等症状而被临床检查发现。影像诊断在脾肿瘤的诊断及鉴别诊断中具有重要价值，B超和CT均可显示脾肿瘤的形态，选择性脾动脉造影可显示周围组织的压迫性改变，亦可显示脾实质的缺损。此病应注意与寄生虫性脾囊肿、原发性恶性脾肿瘤及转移性脾肿瘤相鉴别。

三、治疗

由于脾脏的良恶性肿瘤临床鉴别较为困难，目前主张一经发现即应施行全脾切除术。脾良性肿瘤预后较好，但脾血管瘤因其动静脉交通的作用，易发生自发性脾破裂。

第三节　脾原发性恶性肿瘤

一、分类

脾原发性恶性肿瘤临床上极少见，可分为三大类：

1.脾血管肉瘤　系脾窦内皮细胞呈恶性增生所致。

2.脾原发性纤维肉瘤　是指脾脏本身纤维组织的恶性增生。

3.脾原发性恶性淋巴瘤　指原发于脾脏淋巴组织的恶性肿瘤，主要包括脾原发性霍奇金病和脾原发性非霍奇金病。

二、诊断

脾原发性恶性肿瘤早期常无特殊症状，患者就诊时往往呈现晚期状态，脾脏肿大，脾表面不平、脾大动差，严重时尚有胃区饱胀、食欲缺乏、腹胀及低热、乏力食欲缺乏。X线检查可发现脾影增大及局部压迫征象，B超及CT成像不仅可显示脾本身的病变，尚可显示肿块与附近脏器的关系。由于本病无特异性表现，因此应注意与伴有脾大的全身性疾病、脾脏的良性疾病及邻近器官的疾病相鉴别。

三、治疗

为提高恶性肿瘤的治愈率，提倡早期发现、早期诊断、早期治疗。治疗主要包括手术、化疗、放疗等，治疗效果决定于病期、有否转移和肿瘤的生物学特性。由于此病发现一般较晚，尽管手术切除率可达87%，但远期效果欠佳。

第四节　脾脓肿

一、病因与病理

某些引起脾大的感染性疾病、败血症和创伤及临近邻近器官的蔓延都可致脾脓肿。常见的致病菌有链球菌、厌氧菌、葡萄球菌等。脾脓肿的早期，脾脏与周围组织无粘连，随着炎症向脾脏表面波及，常与周围脏器发生致密粘连，还可穿入脏器形成各种内、外瘘和腹膜炎。

二、诊断

脾脓肿的症状表现虽较复杂，但通常多以寒战、高热及左上腹疼痛为主要特点，同时伴有恶心、呕吐及食欲缺乏等症状。由于脾脏常有不同程度的肿大，或附近网膜等组织与病灶粘连，左上腹常可能触及肿大的脾脏。局部往往有较明显的压痛、反跳痛及腹肌紧张。

患者白细胞计数及中性多核白细胞分类计数均明显升高，出现核左移，B超和CT成像均可发现脾实质内低的或无回声团块。脾脓肿的术前诊断有时确属不易，应注意详细询问病史、细致体检再辅以B超等检查，也可大大提高诊断的正确性。此外还应与腹壁脓肿、脾囊肿、脾肿瘤等相鉴别。

三、治疗

脾脓肿的治疗包括全身用药和局部病变的处理两个方面。首先是选用适当而有效的抗生素控制感染，要控制需氧菌和厌氧菌两方面的感染。局部病变的处理原则是做包括脓肿在内的脾切除，效果最理想。如不能行脾切除，也可行脾脓肿切开引流术或超声引导下的穿刺置管引流术，再辅以过氧化氢溶液、甲硝唑冲洗，效果也尚满意。其预后取决于病程长短、诊断早晚、治疗是否得当及全身感染状况轻重等多方面因素，随着诊断技术进步及有效抗生素的应用，治愈率已明显提高。

第五节　脾结核

一、病因与病理

脾结核为全身性结核病变的局部表现，可分为两类：一类为继发性脾结核，是结核分枝杆菌侵入人体内后，脾脏和体内其他器官同时发生结核病变；另一类为原发性脾结核，仅在脾脏发生结核病变，而其他器官无结核损害。其病理分型为：干酪纤维性结节型、粟粒型、纤维硬化型和出血坏死型。

二、诊断

脾结核像发生其他脏器结核病一样，在早期无明显自觉症状，偶有不规则的低热、易疲劳、乏力等现象。随着脾脏的增大，可出现左季肋部的沉重感或自发性疼痛。约70%的患者呈现不同程度的脾大，肿大的脾脏多数光滑，质地硬且有压痛。脾结核患者常常伴有肝肿大或其他脏器结核病。

结核病临床症状表现相当复杂，诊断脾结核亦颇困难，不少患者多系手术后或死亡后做病理检查时才最后确诊。应强调下列几点作为孤立性脾结核诊断的考虑：

1.脾大伴长时间持续低热。

2.同时伴有其他脏器结核。

3.结核菌素试验强阳性或红细胞沉降率增快者。B超、CT、脾脏穿刺检查及骨髓穿刺检查均有利于诊断。

三、治疗

脾结核一旦确诊，应积极加紧治疗。原发性脾结核以行脾切除加术后抗结核治疗为佳。继发性脾结核必须先行抗结核治疗，待病变初步控制后再行脾切除，术后继续抗结核治疗。

第六节　外伤性脾破裂

尽管脾脏位于左上腹深处，受胸廓、腹肌及背部保护，脾破裂85%以上仍是由于外伤引起，占腹部外伤的20%～40%。脾破裂根据病因可分为外伤性脾破裂、自发性脾破裂及医源性脾破裂。

一、病因与病理

（一）病因

外伤性脾破裂分为开放性和闭合性两类。

1.开放性脾损伤多由划刺、子弹贯通和爆炸等所致。

2.闭合性脾损伤多由交通事故、坠落伤、左胸外伤和左上腹挫伤等所致。

（二）病理

（一）脾破裂分型

1.中央破裂　系脾实质的深部破裂，表浅实质及脾包膜完好，而在脾髓内形成血肿。

2.包膜下破裂　系脾包膜下脾实质周边部分破裂，包膜仍完整，致血液积聚于包膜下。

3.真性破裂　系脾包膜与实质同时破裂，发生腹腔内大出血。

（二）脾破裂分级

1级：包膜撕裂或轻度的脾实质裂伤。

2级：包膜撕脱。

3级：严重脾实质破裂或穿透性弹伤或刺伤。

4级：严重脾实质星状破裂或横断或脾门损伤。

5级：脾粉碎性或多发性损伤。

三、诊断

（一）临床表现

临床症状的轻重，取决于脾脏损伤程度、就诊早晚、出血量多少及合并伤的类型。主要有左上腹疼痛，有时可放射至左腰部或左肩，同时有失血性休克的症状，如烦躁、口渴、心慌、心悸、乏力等。检查时可发现患者弯腰曲背、神志淡漠、血压下降、脉搏增快，如腹腔内出血量较多，可表现为腹胀及全腹压痛、反跳痛，并以左上腹为主，叩诊时腹部有移动性浊音，肠鸣音一般减弱，直肠指诊时Douglas窝饱满。外伤性脾破裂的诊断一般不难，根据病史、体征多可明确诊断。

（二）辅助检查

1.诊断性腹腔穿刺　这是简单易行、安全、阳性率高的方法，用9号空针在左Lanz点穿刺，方向朝向左髂窝进行穿刺，阳性率可达80%。

2.诊断性腹腔灌洗　患者平卧，排空膀胱，在脐下3～4cm处切开皮肤，向腹腔内放置一根18～20号Foley管，在10分钟内向腹腔内注入生理盐水1L，抽出灌洗液，如果灌洗液中RBC计数大于10×10^9/L、淀粉酶大于100U（索氏法），则视为阳性。如果灌洗液混浊是胃肠破裂的特征。

3.B超　B超具有高度的分辨力，腹腔积血100mL即可确认，有时尚可发现脾实质破裂的裂隙。

4.CT检查　能清晰地显示脾外形和解剖结构，确定有无腹内脏器合并伤，准确率可达90%。

5.血管造影及电子计算机数字减影血管造影（DSA）　DSA检查具有高度特异性和准确性，尚可以经导管注射血管栓塞剂治疗脾破裂及腹膜后出血。

6.腹腔镜检查　虽能发现腹腔内病变，但比较费时，有时脾周血块堵塞，则难以确诊脾破裂程度。

四、治疗

（一）非手术治疗

术中所见脾破裂，80%裂口处已积满血凝块，无活动性出血，血压下降后，流经脾脏血液量减少，脾脏不同程度收缩，而且脾破裂后脾伤口周围短时间内会积聚大量的血液和血凝块，使脾裂口受到一定压迫，对继续出血具有一定的止血作用。因此，部分脾破裂患者经过一系列止血、抗休克治疗可以治愈，成功率可达15%～18%。但非手术治疗存在下列缺点：①非手术疗法使患者失去剖腹探查的机会，不能及时处理合并损伤。②大量输血带来的问题，如丙型肝炎等。③迟发性出血。因此，非手术疗法应慎重选择。

（二）手术疗法

对诊断明确的患者，应积极手术，手术的目的是及时止血。

1.保留性脾手术　早期由于对脾脏功能的认识不足，对于脾破裂等脾脏手术，几乎均采用脾切除。随着对脾脏功能及脾切除后对机体的影响，尽量保留脾脏的手术也日益引起重视。

通过对脾脏解剖生理深入研究及大量的临床资料证明，对于裂口小、损伤脾实质较浅、渗血或出血不多者，可经手术缝合获得治愈。儿童的脾组织内纤维结缔组织成分相对较多，缝合修补更为安全。由于脾脏组织内有大量的血窦和血管内皮细胞，使残留脾及脾碎片容易成活，利于做自体脾组织片移植，当然，保脾手术的实施也应慎重考虑：①年龄越小越优先选择保留性手术，因为小儿切脾后对感染有较高的易感性，尤其是血液病患儿，小儿单核吞噬细胞系统不发达，切脾后的代偿功能不完善。②在确保生命安全的基础上采用保留性脾手术。③必须根据疾病的性质灵活掌握和选择某一保留手术。④保留性脾手术后要注意严密观察和随访。

（1）局部黏合剂的应用：主要用于I级脾损伤，也可用于脾修补术后局部轻度渗血。

（2）局部凝固止血：可用透热法、激光、高热空气等，以造成外伤表面凝固坏死来止血。

（3）脾缝合或修补术：主要用于I～Ⅲ级脾外伤，无腹腔严重感染及危及生命的合并伤需紧急处理者。

（4）可吸收网罩的应用：适用于脾包膜大面积撕裂或实质较深的破裂，即用可吸收网罩包裹损伤脾脏压迫止血。

（5）部分脾切除：又称不规则脾切除，适用于Ⅲ级脾破裂，损伤较局限，但无法修补或修补失败者。

（6）脾切除后自体移植：在外伤性脾破裂行脾切除后，为保存脾脏的免疫功能，可行脾移植。常用腹腔内种植和躯体种植两种方法，最佳部位是大网膜、脾床或腹膜褶。如患者病情严重，腹腔已严重污染、病理性脾破裂等则不宜行脾移植。

2.脾切除术　适合于以下一些疾病：

（1）严重的脾破裂。

（2）脾本身疾病，如脾肿瘤等。

（3）脾功能亢进。

（4）充血性脾大。

（5）作为肿瘤根治的一部分。

（6）其他。

单纯脾破裂无空腔脏器损伤者，腹腔出血可回输，但如出血在48小时以上且有中度发热，则不宜回输。脾破裂患者的预后取决于脾脏损伤的程度、诊断早晚和出血速度、失血量的多少、合并伤的轻重。

（陈书宽　张笃琛　薛崇飞　杨朋来　韩建峰　高　艳）

第十二章　腹膜疾病

第一节　急性化脓性腹膜炎

腹膜炎是致病因素侵犯腹膜而导致腹膜腔炎性病变的疾病总称。就发病机制而论，有急性和慢性、原发性和继发性之分；就病因而言，可分为细菌性和非细菌性腹膜炎；而按炎症波及的范围，则可相对地分为弥漫性与局限性两类。急性化脓性腹膜炎通常系指急性、继发性、细菌性、弥漫性腹膜炎，是腹部外科最常见的急腹症。

一、病因与病理

（一）病因

1.空腔脏器的急性穿孔、破裂，消化液外溢。除腹部损伤外，最常见的为胃十二指肠溃疡穿孔。另外，手术后胃肠吻合口满也是较常见的原因。

2.腹内任何脏器的感染性疾病波及腹膜、脓肿破裂、坏疽穿孔等，如急性阑尾炎、急性胆囊炎、急性胰腺炎等。

3.脏器的缺血性坏死。如肠扭转、肠系膜血管栓塞、卵巢囊肿蒂扭转等。

（二）病理

急性化脓性腹膜炎的基本病理变化为腹膜的充血水肿、大量炎性渗出，继而纤维素性增生。实质上这是机体的抗炎反应，前者可稀释毒素、减轻刺激，后者可局限炎症的扩散。但由此也可致机体水、电解质及酸碱平衡紊乱和因粘连所致肠梗阻。脓性渗出物的积聚与局限可形成腹腔内脓肿。病程后期则多陷于感染性休克及多器官功能障碍综合征。

二、诊断

（一）临床表现

急性化脓性腹膜炎临床以腹痛、腹部压痛和腹肌紧张等腹膜刺激征为主要表现。

1.症状　腹痛可为骤起或在渐进性腹痛基础上骤然加重加剧。腹痛均为持续性；

腹痛程度虽因病因及患者反应等因素而有所差异，但一般多为难以忍受的剧烈疼痛。不论腹痛扩散的范围多大，始终以原发病灶部位最为显著。伴随腹痛的发作，往往有恶心、呕吐。

2.体征

（1）下肢屈曲侧卧强迫体位。

（2）腹式呼吸运动减弱甚至消失。

（3）全腹压痛及腹肌紧张，以原发病灶部位最为明显；重症可为“板状腹”。

（4）肝浊音界缩小或消失，腹腔积液较多者可叩出移动性浊音。

（5）肠鸣音减弱或消失。

（6）脉率加快，体温上升。

（7）直肠指诊可有盆腔积液或积脓征象。

（8）病程后期可有重度脱水、电解质及酸碱平衡紊乱，感染性休克，多器官功能障碍综合征等表现。

（二）辅助检查

1.实验室检查　WBC计数常升达（12～20）$\times 10^9$/L，中性粒细胞比例可升达0.85～0.95，常可见中毒颗粒。

2.X线检查　腹部X线透视或腹部平片，若见膈下游离气体影，提示消化道穿孔。

3.B超检查　可揭示腹腔异常积液。

4.诊断性腹腔穿刺　可抽获胆汁着色液或脓性液体。

5.诊断性腹腔灌洗　鉴别诊断困难时为避免阴性剖腹探查可采用。

（三）鉴别诊断

1.内科急腹痛　急性胃肠炎、急性坏死性肠炎、中毒性痢疾、肠伤寒、大叶性肺炎、胸膜炎、心包炎、心肌梗死、糖尿病酮中毒、尿毒症等诸多疾病均可表现有腹痛。但此类腹痛或为神经反射性或为局限于黏膜表面的炎症所致，故疼痛多以脐为中心而游移不定，腹部亦无固定的压痛点及肌紧张。若有发热，则发热多在腹痛发作之前。

2.妇产科急腹症　宫外孕破裂、卵巢囊肿蒂扭转、急性输卵管炎及急性盆腔炎等可从停经史、腹部包块、压痛部位及直肠或阴道指诊等方面鉴别。

3.不适于急诊剖腹术的外科急腹症　原发性腹膜炎的鉴别见下节。输尿管结石，腹膜后间隙的积血、感染等仔细综合分析病史、体征，应不难鉴别。

三、治疗

治疗原则为消除病因，尽快使炎症局限、脓性渗出吸收或引流。一般多需要以手术为中心的综合治疗。

（一）非手术治疗

1.适应证

（1）原发性腹膜炎、急性盆腔炎。

（2）症状体征较轻，一般情况较好者或炎症已有局限化趋势者。

2.治疗措施

（1）禁食、胃肠减压。

（2）维持水、电解质及酸碱平衡，并补充热量与营养素。

（3）应用抗生素，并注重厌氧菌感染的防治。

（4）适当给予镇静、止痛药。

（5）可配合以针刺等中医药疗法。

（二）手术治疗

1.适应证

（1）原发病变严重，如脏器的坏死、破裂。

（2）病因不明但临床表现典型，且无局限化趋势者。

（3）病情重度，腹腔积液多，重度腹胀，并有休克表现者。

（4）经积极非手术治疗6～8小时后，症状、体征不见好转或反而加重者。

2.手术方法　急性化脓性腹膜炎剖腹探查的原则在于尽可能对原发病灶做根本性处理，清除腹腔积液积脓，并合理放置引流物。

（1）切口应以最接近原发病灶为原则。病因不明者，可做右侧腹直肌切口；此种情况下，一般先做8cm左右小切口，进腹后根据积液或脓液的性状、脓苔沉积或附着最多的部位等再将切口向上或向下延长。

（2）对原发病灶尽可能做根本性处理，但也应只限于处理原发病灶。如切除坏疽的阑尾、胆囊及坏死的肠段等。若病灶因炎性水肿和粘连等因素不易切除或患者情况不能耐受彻底切除手术时，应采取简单有效的病灶及腹腔引流术。涉及结肠的原发病灶，应按急诊结肠手术原则处理；应多考虑安全的造口、转流、病灶外置等处理方法。

（3）清理腹腔：尽量吸除腹腔内渗液，食物残渣及肠液；病灶局部可采用少量多次生理盐水冲洗，并吸除后再用纱布擦净。一般情况下，不宜做腹腔冲洗，以免感染扩散。但若腹腔污染广泛而严重，则需对腹腔进行彻底冲洗。剔除所有腹膜与肠管表面的脓苔的所谓“彻底清创术”应在患者情况允许时选择性应用。

（4）放置引流：放置引流指征。①坏疽病灶未能切除或有大量坏死组织未能清除时。②空腔脏器的吻合、缝合处有泄漏可能时。③估计术后仍将有较多的渗血或渗液时。④局限性脓肿引流。⑤术后需继续做腹腔灌洗者。引流物一般放置在病灶附近及盆底；常用的引流物有烟卷引流、橡皮或硅胶引流管、双套管等，可根据引流的指征及需引流的时间长短而选择。

第二节　原发性腹膜炎

原发性腹膜炎又称自发性细菌性腹膜炎，系指腹腔内无原发病灶的急性感染性弥漫性腹膜炎。现已不多见。常发生于严重肝病或肾病患者。临床主要表现为发热、腹痛和腹部压痛、腹胀及腹水迅速发生或加重，常伴有血压下降或中毒性休克以及肝、肾功能衰竭，病死率甚高。

一、病因与病理

病原菌多为需氧革兰阴性菌，其中大肠埃希菌占首位（40%～50%），其次为链球菌、肺炎克雷伯菌、肠球菌、葡萄球菌等，偶有厌氧菌感染。细菌侵入腹腔多经由血循环或淋巴途径；肠黏膜屏障受损时细菌可直接穿透肠壁进入腹腔；女性尚可经生殖道侵入。原发性腹膜炎多见于严重肝病或肾病合并腹水患者，多种因素与发病有关：

1.机体防御功能低下包括，全身性免疫系统、肝脏单核吞噬细胞系统功能低下，以及肝硬化腹水杀菌活力和调理素活性降低等。

2.门静脉高压致肠黏膜屏障功能受损，肠道内细菌可直接穿透肠壁进入腹腔。

3.肠道细菌移位进入门静脉系统后，经侧支循环直接进入体循环。

4.原发性腹膜炎发病前常有呼吸道、泌尿系或胆道感染。

二、诊断

（一）临床表现

主要症状为突发急性腹痛，开始部位不定，很快向全腹扩散；腹痛剧烈程度不一；

常伴有畏冷、发热、恶心、呕吐等；后期则有肠麻痹表现。主要体征为腹部压痛、反跳痛、肌紧张、腹胀、肠鸣音减弱等；直肠指诊可有明显触痛。然后腹水迅速增长，出现全身中毒症状，重者可有低血压、肝性脑病及感染性休克。

（二）辅助检查

1.血WBC计数升高，中性粒细胞比例可达0.90以上。

2.腹腔穿刺可获草黄或草绿色、多无臭味的脓性液体，涂片细菌检查可见相应菌种及大量中性粒细胞。

3.腹水白细胞和中性粒细胞计数：腹水白细胞计数超过0.5×10^9/L、中性粒细胞大于0.50，可确诊原发性腹膜炎。

4.血培养及腹水培养：约半数患者血培养可检出与腹水培养相同的细菌，特别是有1/3腹水培养阴性的患者，血培养可呈阳性。

三、治疗

一经确诊或疑及原发性腹膜炎，即应尽早开始选用有效抗生素为主的内科治疗。

1.抗生素　早期经验用药多选用氨苄西林或哌拉西林加第三代头孢菌素或氟喹诺酮类[氨苄西林4～8g/d、哌拉西林6～12g/d、头孢噻肟（凯福隆）2～4g/d、头孢他啶2～4g/d、环丙沙星0.75～1.0g/d、甲硝唑0.5g/d，分上、下午二次静脉滴注。然后，再根据细菌培养及药敏试验结果选用和调整。

2.若非手术治疗不能控制症状发展，腹部体征加重，或诊断上不能排除继发性腹膜炎者，应剖腹探查。确定为原发性腹膜炎者，做腹腔引流。一般于双侧下腹及盆腔放置引流管。

3.积极防治中毒性休克、肝性脑病，纠正水、电解质紊乱及酸碱失衡。

4.加强原发病治疗及全身支持治疗。

5.预防复发　诺氟沙星可作为预防用药，每日400mg口服，长期应用或间断使用，亦可每周口服环丙沙星750mg。

第三节　结核性腹膜炎

结核性腹膜炎（tuberculous peritonitis）是由结核分枝杆菌引起的慢性、弥漫性腹膜感染。多继发于腹腔器官的结核。可见于任何年龄，以青壮年最多见，多在20～40岁之间。以女性为多，男女之比约为1∶2。近年来发病率已明显下降。

一、病因与病理

本病绝大多数继发于体内其他结核病灶。感染途径以腹腔内的结核病灶直接蔓延为主，肠系膜淋巴结结核、肠结核、输卵管结核是常见的直接原发病灶。少数可由血行播散引起。腹膜结核的病理改变主要有三种类型：

1.腹水型　亦称渗出型。腹膜上满布粟粒样结节，腹膜充血并大量渗出；腹水多呈草黄色。慢性者可有腹膜增厚、结节增大及纤维化。

2.粘连型　最多见。腹水吸收、纤维化，大网膜、肠系膜、肠管及壁腹膜之间广泛粘连。

3.干酪型　也称包裹型。腹腔内有局限性积液或积脓液往往呈干酪样；脓肿可侵蚀肠管及腹壁，形成内瘘、外瘘或混合瘘。上述两种或三种类型往往并存，称为混合型。

二、诊断

（一）临床表现

临床上可分为急、慢两种类型，慢性型多见。急性型起病急骤，以急性腹痛或骤起高热为主要表现，腹部可有较广泛的轻压痛及轻度肌紧张，并有发热及腹胀；但全身中毒表现均不如细菌性腹膜炎重。慢性型则多有一般结核病的全身表现，如低热、乏力、消瘦、食欲缺乏、贫血等症状，典型的病理分型也多在此类患者中出现。腹水型以高度腹水为突出表现，腹壁紧韧，有轻压痛。粘连型一般也有腹胀，腹壁柔韧，腹部触诊有揉面感。干酪型可有腹部包块，可有慢性不全性肠梗阻表现；包裹性脓肿可穿破腹壁形成外瘘或瘘管。

（二）辅助检查

1.血液检查　轻至中度贫血，急性期白细胞计数和中性粒细胞比例可见升高。红细胞沉降率一般均见加快。

2.腹水检查　腹水外观呈草黄色、浑浊，静置后易凝固，比重大于1.016，蛋白定量大于25 g/L，白细胞计数多超过500×10^6/L，以淋巴细胞为主。腹水浓缩找结核分枝杆菌，有时阳性；一般细菌培养阴性，但腹水豚鼠接种阳性率可达50%以上。

3.胃肠X钡餐检查　可发现有肠结核、肠粘连、肠内瘘、慢性肠梗阻等征象；腹部平片有时可见钙化影。

4.超声检查　常可探及腹水、肠间粘连、包裹性积液或非均质性肿块等。

5.腹腔镜检查　对诊断困难者为避免损伤过大的剖腹探查可做腹腔镜检查，但对腹膜有广泛粘连者应属禁忌。肉眼观察见腹膜、网膜与脏器表面有散在或集聚的灰白色结节，浆膜失去正常光泽、浑浊粘连，并应同时做活检以确诊。

三、治疗

（一）抗结核治疗

应坚持早期、联合、全程规范化的抗结核治疗原则，以达到彻底治愈、避免复发及防止并发症的目的。一般使用3种或4种药物联合强化治疗。异烟肼0.3～0.4g，每日晨间顿服，利福平0.45g，每日一次口服，乙胺丁醇0.75g，每日一次口服；需要时可另加用链霉素0.75g，每日肌内注射一次或吡嗪酰胺0.25～0.5g，每日3次，4种药联合治疗2个月，然后继续用异烟肼和利福平治疗至少7个月。有血行播散病灶或显著结核毒血症者，在抗结核药物治疗的同时，可加用泼尼松短期治疗，每日30～40mg，分次口服。治疗期间应注意药物的不良反应。

（二）加强支持治疗

适当休息，增强营养；必要时给予静脉输液及肠内肠外营养治疗。

（三）腹腔放液

腹水型者，特别是急性渗出阶段，每周可适量放腹水一次，并腹腔内注射异烟肼100mg、链霉素0.25g。

（四）手术治疗

1.手术指征

（1）非手术治疗无效的粘连性肠梗阻。

（2）干酪型并发肠瘘或肠穿孔。

（3）诊断不明，难于与腹内肿瘤或急腹症鉴别。

2.手术方式

（1）粘连松解术。

（2）肠段切除术。

（3）短路吻合术。

（4）小肠插管造口术。

（5）原发性结核病灶（肠系膜淋巴结结核、肠结核、输卵管结核等）切开剔除、搔刮及切除术。

第四节 腹腔脓肿

【腹腔脓肿】

腹腔脓肿系腹内异常渗出的流注被某些脏器或组织粘连包裹于某一间隙而形成的脓肿。因解剖位置的关系，多见于膈下及盆腔，肠间、结肠旁沟、髂凹等处亦常波及。

一、膈下脓肿

广义的膈下间隙包括自膈肌以下至横结肠及其系膜的整个结肠上区，而狭义的膈下间隙仅指右肝上间隙和左膈下间隙。因脓液可在各间隙之间扩散，故现已多将广义膈下间隙内的脓肿统称为膈下脓肿。

二、病因与病理

膈下脓肿多继发于急性化脓性腹膜炎，也可是腹部手术，特别是上腹部手术的并发症，偶尔可因胸腔感染波及。病原菌多来自胃道多为混合感染；菌种以大肠埃希菌、铜绿假单胞菌、变形杆菌等需氧菌和脆弱类杆菌、厌氧性球菌等厌氧菌为主。感染途径以直接播散为主，但也可经由门静脉系统或淋巴系统侵入。膈下脓肿一般为单发，也可为多发。未能及时引流的脓肿可向胸腔蔓延甚至穿入胸内，其他较少见的并发症尚有脓肿与结肠、胃、食管、支气管、胆道等之间的内瘘。

三、诊断

（一）临床表现

1.全身症状　膈下炎症初期无典型症状，脓肿形成后有弛张型发热、脉率加快、寒战、出汗、不思饮食、衰弱等全身中毒症状。

2.局部症状　患侧上腹部疼痛，并向肩背部放射，咳嗽及深呼吸时疼痛加重；可伴有呃逆。炎症波及膈上胸膜及肺时，可有咳嗽、胸痛及气促。

3.体征　患侧呼吸动度变小，局部可有深压痛或叩击痛，严重时可出现局部皮肤凹陷性水肿。患侧肺底呼吸音减弱或消失。

（二）辅助检查

1.血常规　WBC计数及中性粒细胞比例均显著升高。

2.X线检查　患侧膈肌抬高，活动度受限或消失；肋膈角模糊或有积液；含气脓肿可出现气液平面　左膈下脓肿可见胃受压推移改变。

3.B超检查　可明确脓肿的大小及范围，并可为诊断性穿刺进行定位。

4.CT检查　能准确确定脓肿的部位、大小及范围。

5.诊断性穿刺　应在X线或B超引导下进行。穿刺阴性并不能排除脓肿的诊断。

四、治疗

（一）非手术治疗

1.脓肿尚未形成的感染早期，应强化以抗生素为主的抗感染治疗。抗生素的使用以广谱、足量为原则，必要时应二联甚至三联用药。

2.对较小且较接近体表的脓肿可试行穿刺抽脓并注入抗生素的保守治疗方法。

3.积极进行以输液、输血、营养治疗为中心的全身支持治疗。

（二）手术治疗

为防止严重并发症，较大的脓肿及症状较重者应及早手术引流。引流途径视脓肿所在部位而定，一般有以下三种切口及进入脓腔途径。

1.经前腹壁　适用于位置较靠前的脓肿。肋缘下斜行切口直达腹膜前，略做分离，穿刺证实脓肿位置后，切开引流。若脓肿位置较高，可经腹膜外途径在膈肌与腹膜间向上分离；亦可切开腹膜进行分离，只要不分破脓肿周围的粘连，一般不会污染游离腹腔。

2.经后腰部　适用于位置靠后的脓肿。沿第12肋做切口，骨膜下切除第12肋。穿刺证实脓肿位置后，平第1腰椎横行切开肋骨床，进入腹膜后间隙，切开脓肿引流。

3.经侧胸壁　适用于右肝上间隙高位脓肿，应分两期进行。右腋中线第8、9肋处做切口，切除部分肋骨，直达胸膜外。用碘仿纱布填塞创口，使胸膜与膈肌形成粘连。1周后经此切口穿刺证实脓肿位置后，沿针头方向切开胸膜和膈肌，引流脓腔。

【盆腔脓肿】

一、诊断

1.全身症状　发热、脉速、乏力等，因盆腹膜吸收毒素能力较低，全身中毒症状较膈下脓肿明显为轻。

2.局部症状　常有典型的直肠或膀胱刺激征，如大便次数多而量少、黏液便、里急后重、尿急、尿频等。

3.直肠或阴道指诊　可触及盆腔内包块，包块有触痛且压向直肠前壁，有时有波动感。还可经阴道后穹窿做诊断性穿刺。

4.B超检查　可确定脓肿的诊断。

二、治疗

早期应以抗感染、局部治疗为主。脓肿形成后，可经直肠前壁或阴道后穹隆引流。

第五节　原发性腹膜后肿瘤

本书所述的原发性腹膜后肿瘤系指原发于腹膜后间叶组织、神经组织、淋巴组织以及胚胎残余组织等的良、恶性肿瘤，不包括肾上腺、肾、输尿管和胰腺的肿瘤，也不包括腹膜后淋巴结转移性肿瘤。

一、病理

腹膜后肿瘤以恶性居多约80%，约15%发生于10岁以下。临床较多见的为恶性淋巴瘤、纤维肉瘤、脂肪肉瘤等。有些肿瘤形态虽为良性，但切除后易复发，如黏液瘤等，常视为恶性；有些肿瘤虽为孤立存在的实质性肿瘤，但有局部浸润生长倾向；有些肿瘤常多发且有恶性变可能，如脂肪瘤、纤维瘤、副神经节瘤等。大部分腹膜后肿瘤有明显的复发倾向。

二、诊断

（一）临床表现

1.症状　原发性腹膜后肿瘤生长常缓慢，加之腹膜后潜在间隙也较大，因而肿瘤生长发展的余地较大，以致肿瘤在相当长的时间内可无明显症状。随着肿瘤的增大，逐渐出现肿瘤的占位压迫症状。

（1）对消化道的推压可发生恶心、呕吐、腹胀、便秘甚至肠梗阻症状。

（2）对泌尿系统的压迫可导致单侧或双侧肾盂积水。

（3）对静脉及淋巴管的压迫可导致精索静脉曲张、下肢及阴囊水肿。

（4）对神经的压迫或侵犯可引起腰背部、腹部、会阴部、下肢疼痛或感觉异常等。病程晚期可有发热、乏力、食欲缺乏、体重减轻等全身症状。嗜铬细胞瘤有阵发性高血压症状。

2.体征　常见体征为腹部肿块。若肿瘤已对周围脏器产生严重的推压甚或侵犯，可有相应的体征出现。

（二）辅助检查

1.超声检查　对实质性肿瘤和囊肿的鉴别有助，但对少数神经源肿瘤和均匀一致的囊肿仍可能混淆，对囊性肿瘤或寄生虫性囊肿、感染性脓肿、外伤性血肿尚难分辨，经B超引导进行穿刺有利明确诊断。彩色多普勒对腹主动脉瘤的排除极为可靠。

2.腹部X线正、侧位平片可发现肿块阴影或局部钙化影。

3.全消化道钡餐可见胃及肠管被推压的征象。

4.静脉或逆行肾盂造影可显示输尿管及肾脏的移位、受压以及对侧肾的功能等。

5.CT检查　可显示肿瘤的部位、范围以及与邻近解剖结构的关系，还可早期发现复发病变。亦可在CT引导下做细针穿刺细胞学检查。

6.血管造影　腹主动脉或选择性腹腔动脉造影可根据血管分支的分布及其行径、形态的改变判断肿瘤的血供来源及肿瘤的定位。下腔静脉造影可显示其受压移位情况及是否被侵犯。

7.磁共振成像（MRI）　MRI对腹膜后肿瘤的分辨力高于CT，且可获得矢状面图像。

8.腹膜后淋巴造影对淋巴结肿大的检出率达90%以上，有助于诊断或鉴别淋巴系肿瘤。

三、治疗

（一）手术治疗

1.手术指征　除淋巴瘤外，对腹膜后良、恶性肿瘤均应及早手术探查。

2.术前准备　为提高腹膜后肿瘤的切除率，往往需要多科的通力合作；术前应根据各项检查资料初步明确手术范围，必须做好大范围、多脏器切除的准备：

（1）按结肠手术准备肠道。

（2）按肾切除手术要求确认对侧肾解剖及功能正常。

（3）按大血管受侵做好血管移植准备。

（4）准备足够的同型血。

3.手术原则　视肿瘤包膜完整程度、对周围器官及组织的浸润情况，做肿瘤的完全切除、部分切除或包膜内切除。

（二）放、化疗及综合治疗

恶性淋巴瘤对放疗敏感，放疗总量以30～50 Gy为最佳剂量。对复发病例仍可重复放射治疗。化疗对恶性淋巴瘤也有一定的缓解率，某些软组织肉瘤用多柔比星等治疗也有不同程度的效果。采用介入放射学技术做区域性化疗更有可能提高疗效并减轻不良反应。近年来，免疫疗法（如干扰素、胸腺素、白细胞介素-2、TIL细胞治疗）也已进入临床试验治疗阶段。

（张笃琛　薛崇飞　杨朋来　韩建峰　高　艳　陈书宽）

参考文献

[1]王姗，葛思堂，周英，等.序贯性早期肠内营养在胃癌病人术后康复治疗中的应用效果[J].肠外与肠内营养，2018，25(2):102-106.

[2]陶金华，王锡山，刘正等.既往腹部手术史对腹腔镜结直肠癌手术影响的临床研究[J].中华胃肠外科杂志，2018，21(3):292-298.

[3]牟向阳.浅议甲状腺肿瘤普外科手术治疗临床要点探究[J].中外健康文摘.2014，26(4)190-191.

[4]曾国清，陈旺财，许晓龙.腹腔镜下系膜剥离法阑尾切除术在急性阑尾炎患者治疗中的应用[J].中国医药指南，2023.21(26):105-107.

[5]刘郁，段绍斌.腹腔镜下头尾结合入路与完全头侧入路手术治疗右半结肠癌的临床疗效对比[J].中国普通外科杂志，2021，30(4):488-492.

[6]秦秋子，钱伟军.DCE-MRI联合钼靶X线对直径≤2cm乳腺小结节良恶性的鉴别诊断价值分析[J].临床医学工程，2023，30(12):1633-1634.

[7]张阳德. 普通外科诊疗手册[M]. 北京：人民军医出版社，2005.

[8]曲元明，吕家驹，周东生，傅志俭. 实用外科诊疗常规[M]. 济南：山东科学技术出版社，2004.

[9]钱海鑫. 外科主治医师手册[M]. 南京：江苏科学技术出版社，2007.

[10]郭庆雷，付春玉，刘鲁兵等. 实用临床外科诊疗学[M]. 天津：天津科学技术出版社，2011.

[11]孙树印. 临床疾病诊疗常规(外科)[M]. 济南：山东大学出版社，2015.

[11]房林，陈磊，黄毅祥,甲状腺疾病外科学[M]. 北京：军事医学出版社，2015.

[13]史宏灿，王正兵. 外科学[M]. 北京：科学出版社，2016.

[14]吴肇汉，秦新裕，丁强等. 实用外科学[M]. 北京：人民卫生出版社，2017.

[15]梁锋等. 普外科疾病诊治教程[M]. 北京：科学出版社，2018.

[16]余秋建等. 实用外科疾病诊疗学[M]. 天津：天津科学技术出版社，2018.

[17]任晓斌. 实用普外科疾病诊疗学[M]. 北京：中国纺织出版社有限公司，2019.

[18]韩飞，普外科常见疾病的诊疗[M]. 南昌：江西科学技术出版社，2021.

[19]彭俊生，李海燕. 普通外科[M]. 广州：中山大学出版社，2022.